U0270418

人类冬眠计划

人類冬眠計画：
生死のはざまに
踏み込む

[日]砂川玄志郎 / 著

柯明 / 译

贵州出版集团
贵州人民出版社

JINRUI TOMIN KEIKAKU: SEISHI NO HAZAMA NI FUMIKOMU
by Genshiro Sunagawa
© 2022 by Genshiro Sunagawa
Originally published in 2022 by Iwanami Shoten, Publishers, Tokyo.
This Simplified Chinese edition copyright © 2024 by Light Reading Culture Media (Beijing) Co., Ltd.
by arrangement with Iwanami Shoten, Publishers, Tokyo.
All rights reserved.

著作权合同登记号 图字：22-2024-014 号

图书在版编目（CIP）数据

人类冬眠计划 / （日）砂川玄志郎著；柯明译 . --
贵阳：贵州人民出版社，2024.5
（π文库）
ISBN 978-7-221-18302-6

Ⅰ . ①人… Ⅱ . ①砂… ②柯… Ⅲ . ①冬眠疗法 - 普
及读物 Ⅳ . ① R454.5-49

中国国家版本馆 CIP 数据核字 (2024) 第 079894 号

RENLEI DONGMIAN JIHUA
人类冬眠计划
[日] 砂川玄志郎 / 著
柯明 / 译

选题策划	轻读文库	出 版 人	朱文迅	
责任编辑	张 芊	特约编辑	杨子兮	

出　版　贵州出版集团　贵州人民出版社
地　址　贵州省贵阳市观山湖区会展东路 SOHO 办公区 A 座
发　行　轻读文化传媒（北京）有限公司
印　刷　天津联城印刷有限公司
版　次　2024 年 5 月第 1 版
印　次　2024 年 5 月第 1 次印刷
开　本　730 毫米 × 940 毫米　1/32
印　张　4.125
字　数　72 千字
书　号　ISBN 978-7-221-18302-6
定　价　30.00 元

关注轻读

客服咨询

目录

前言

2020年6月，我和筑波大学的樱井武教授等人组成的研究团队向全世界发布了一个关于冬眠研究取得重大进展的消息。通过刺激大脑某部分区域，我们成功地将实验小鼠这种原本不冬眠的动物引导至接近冬眠的状态，并将这种状态命名为"QIH"。QIH的出现，让人工冬眠不再是痴人说梦。人类这种不冬眠的动物，也有可能通过正确的引导进入冬眠状态。

关于QIH的详细说明，我将留待正文阐述。在此，我想先介绍一下QIH对未来冬眠研究的两大意义。第一点是，QIH证明了不冬眠的动物也能像冬眠动物一样控制新陈代谢，降低代谢率。第二点是，我们成功地在小鼠这类被广泛研究的哺乳动物身上创造出了接近冬眠的状态。这些都将有助于我们未来在冬眠研究方面取得突破。

我之所以能够参与QIH的发现和发明，完全是因为我怀着实现人工冬眠的热情，再加上一些偶然因素的影响。如果人类能够冬眠，那么我们面临的许多问题都有可能得到解决。我深信人工冬眠的实现可以挽救更多人的生命，因此将本书命名为《人类冬眠计划》。在本书中，我将尽可能通俗易懂地介绍我为什么会对人工冬眠产生兴趣，以及我是如何推进研究的，同时还将展望人工冬眠研究未来的发展。

冬眠研究目前还处于起步阶段。我希望未来会有更多人对人工冬眠感兴趣，并期望大家能为人类冬眠计划的实现助一臂之力。要想使人工冬眠被社会接受，不仅需要科学技术的支持，还需要解决"社会如何接受人类冬眠"这一问题。如果未来将要踏上学术之路的年轻人，以及在其他领域已取得成就的人们，能够对冬眠这一看似不可思议却实际存在的生命现象产生兴趣，成为开拓新领域和新产业的领军人，我会非常高兴。

2022年2月，于日本神户

初识冬眠

什么是人工冬眠？

在宇宙飞船中，蚕茧状的密封舱排成一排，舱体的大小刚好能容纳一个人。透过透明的罩子，可以看到闭着眼睛躺在里面的人一动不动，似乎没有呼吸。仪表静静地闪烁着，显示当前体温的数字：4℃，但里面的人看上去脸色并不差。他们的表情很平静，看起来就像是刚刚睡着一样。然而，这种情形其实已经持续了十多年。

读到这样的文字，大家一定很容易想象出处于人工冬眠状态的人类的样子。人工冬眠是一种尚未实现的虚构技术，但人们已经对它构建起了大概的想象。小说、电影、漫画作品中经常出现人工冬眠的情节，你可能早就在相关的作品中看到或读到过，例如《2001太空漫游》和《异形》这样的经典之作，还有《太空旅客》这样的新作。

科幻作品中，人工冬眠经常出现在人类前往遥远星球，需要消磨漫长旅途的情节中。在冬眠期间，人的体温明显下降，不吃不喝。在以年为计的长期冬眠中，人体的衰老也会减缓——这些对于人工冬眠的想象，显然来源于真正会冬眠的动物。但你知道吗？有些冬眠动物的体温并不会下降，有些冬眠动物甚至会在冬眠期间进食。至于"冬眠中的人不会衰老"这一点，至今还没有得到确切的验证。

"人工冬眠"这一概念不知是何时在人类心中形成的。虽然它还没有被真正确立为一项技术，但已有相当多的研究人员投身于它的研究和开发。它或许会继续作为幻想故事流传下去，或者成为我们日常生活的一部分，这取决于未来人工冬眠研究与开发的进展。在本书中，我将讨论人类是否真的能进入冬眠状态，以及迄今为止人工冬眠研究取得的成果和未来的可能性。

担任儿科医生

我是在21世纪的开头，也就是2001年开始从事医生工作的。那时医学生毕业后的实习制度与现在不同，毕业后接受何种培训取决于个人意愿。现在，医学生在毕业后的两年里必须在符合一定要求的医院里实习，不论想报哪一科，都要在多个科室之间轮转。但在当时，如果你想成为眼科医生，那么从当医生的第一年起就可以在眼科工作。

我本来就想从事儿童相关的工作，所以从医学院毕业后自然而然地选择了当一名儿科医生。我选择在大阪市天王寺区的大阪红十字医院实习。之前我也考察了好几家医院，最终决定来这里是因为，当时由儿科主任新居正甫领导的团队非常多样化。这家医院拥有约50张住院床位，红十字会对新生儿医疗方面也十分重视，这些对我都非常有吸引力。而且医院还答应让我参与儿科以外科室的实习。因为虽然我志愿成为一名儿科医生，但如果只看儿科，作为临床医生的知识和经验会有所缺失，因为针对成年人的临床经验也不可或缺。就这样，从2001年5月正式开始工作到2003年4月的这两年间，我全身心地投入在儿科的实习中。

第一年，作为儿科唯一的实习医生，我负责了300多名住院患者，积累了各种疾病的诊疗经验，并受到指导医师的悉心教导。尽管辛苦，但这段儿科实习经历非常充实。现在回头看，我在最初两年里学到的东西极大地影响了我日后的诊疗风格。这让我认识到，无论做什么事情，一个良好的起点都是至关重要的。我最重要的一点收获是，虽然儿科是面向儿童的医疗领域，但医生不应仅仅倾听孩子的声音。我切身体会到，在任何情况下，照顾孩子的人所做出的观察都应该受到高度重视。当家长感觉"孩子与平时有些不同"时，即使医护人员认为一切正常，实际上也可能存在某些问题。对医生来说，诊断这个环节至关重要。而作为临床医生，治疗当然也是一项重要的职责。儿科的患者是儿童，所以治疗时的情况也与其他科室有所不同。

孩子们很健康

在日本，儿科负责的患者年龄范围是到初中生为止，0~15岁的患者多由儿科医生负责诊治。也就是说，儿科医生需要接触从刚出生的婴儿到身体基本与成人一样的各个年龄段的患者。不过儿科门诊患者一般都有一个显著特点：孩子们大多都是健康的。既然这样，他们为什么还需要去医院呢？实际上，从治疗疾病的角度来看，的确有很多病例不需要去儿科医生那里治疗。

很多患者看儿科医生的最主要目的，其实是判断是否可以不治疗。关键在于医生要能在需要就诊的无数病例中发现那些潜在的严重病例，或者及时察觉可能发展为重症的情况。在当医生的头两年里，我经手了许多病例，他们大多数都自行康复了。我开始希望能诊治情况更严重，需要更积极治疗的病例。于是，在成为医生的第4年，也就是2004年4月，我决定去日本儿科重症病例最集中的医院工作。

国立成育医疗中心

位于东京都世田谷区的国立成育医疗中心（现为国立成育医疗研究中心，下称"成育"）坐落在一片安静的住宅区中，它是日本唯一的专门为儿童提供医疗服务的医疗中心，也是隶属于厚生劳动省的国立高级专业医疗研究中心。该中心于2002年从前身国立儿童医院脱胎换骨，汇集了来自日本全国各地的优秀儿科医生。我希望去一个可能大家不太熟悉的部门——手术重症监护部进修，并取得住院实习医生资格。这个部门负责手术中的麻醉、术后管理和重症监护室中的病例管理，还负责急救外院转来的急性病患者。

我选择转到成育的初衷是积累更多的儿科重症病例经验。一开始，我对麻醉根本没有兴趣。当时我认为，说到底麻醉只是为手术提供服务，并不是治疗重症病例所必需的技能。然而，在成育医疗中心学习时，我认识到这一观点是错误的。现在回想起来，认识到麻醉的重要性是我在成育进修时获得的最宝贵的经验。

与麻醉的相遇

麻醉是一项用来抑制患者在手术中的疼痛的技术，由专业的麻醉科医生执行。麻醉过程包含三个关键要素：首先是止痛，麻醉确保手术在无痛中操作，从而避免患者在手术过程中承受剧烈疼痛；其次是意识丧失，如果患者在手术期间保持清醒，他们可能会看到和听到手术操作，这实在令人难以忍受；最后是身体停止活动，因为即使患者没有疼痛和意识，但如果其身体仍能自行活动，也可能对手术产生不良影响。

满足了这三个条件，全身麻醉便算完成了。然而全身麻醉并不是只有好处——满足上述三点的全身麻醉会导致患者呼吸停止。呼吸是通过横膈肌等肌肉的运动，反复将空气吸入肺部（吸气）并排出肺部（呼气）的生理过程。全身麻醉会抑制患者肌肉运动，无法吸气和呼气，导致呼吸停止。如果呼吸停止一直持续，患者将面临生命危险，这时候就需要用到人工呼吸技术。

人工呼吸技术是指，即使患者失去了自主呼吸，体内的肌肉不活动，也可以通过从体外向肺部输送氧气来实现肺部膨胀和收缩的技术。最常见的方法是气管插管，即将一根细管插入患者的气管，然后通过这根管子向肺部供氧，使肺部像气球一样膨胀，然后排出二氧化碳。通过这项技术，即使在全身麻醉期间患者自己不呼吸，呼吸也不会停止。总的来说，所谓全身麻醉，就是为了消除疼痛、记忆和停止身体活动，由医生来代替维持身体的生理机能（如呼吸和调节血压等）的过程。这种全身麻醉技术已经相当成熟，只要在手术前做好准备，麻醉可以持续数小时。在大多数情况下，全身麻醉的主要目的是手术，麻醉只是手术辅助工作的一部分。

我转入国立成育医疗中心是为了学习处理儿童重症病例。重症患者身体通常受到无法自愈的疾病威胁，如果不及时治疗很可能会失去生命。在这种随时可能死亡的状态下，他们的身体无法维持本来能够自行管理的正常生理机能。这就让我想到了全身麻醉与重症病例之间的联系：全身麻醉通过药物等人工干预夺取了身体的控制权，而重症患者的正常身体机能因为疾病而失去控制；在全身麻醉中，人体的控制权被药物剥夺，而对重症患者来说，人体的控制权则被疾病夺走。而重症监护的目标正是从疾病手中夺回失控的身体机能，实现人工控制。也就是说，与事前做好准备的全身麻醉不同，重症监护需要应对突如其来的情况，实施更为复杂的身体机能控制。

在身体机能中，将足够的氧气和营养物质输送到身体的每个角落至关重要。身体由无数细胞构成，每个细胞都需要一定的能量，而这些能量的来源就是氧气和营养物质。不同的细胞有不同的能量需求，特别是心肌细胞和神经细胞等活跃的细胞，它们需要大量能量。为了提供能满足全身细胞能量需求的氧气和营养物质，呼吸和循环过程至关重要。

呼吸是指肺部的气体交换，通过这个过程，氧气被吸入体内，而二氧化碳被排出体外。循环则是将氧气和营养物质输送到全身，并回收二氧化碳等代谢产物的过程，这可以看作一个运输系统——血液是运输的媒介，而心脏则是提供动力的器官。全身麻醉会抑制呼吸和循环，因此麻醉医师需要采取措施，用工具代替患者呼吸（人工呼吸）并维持循环（调节血压）。

运送重症患者
非常具有挑战性

疾病本质上可以视作体内能量需求得不到充分满足的状态。因此，治疗的本质就是恢复受损的能量供给。医院的治疗则可以被看作是从外部临时协助，补充患者的能量供给（见图1-1）。

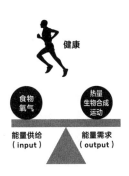

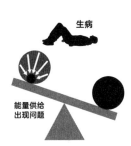

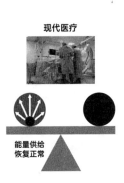

图 1-1　能量需求与供给的平衡

　　　　　　　　　　　　　　　Chapter 1　初识冬眠

住院患者需要转院时，如果能自行移动还好，但如果患者身体状况极差，无法自行移动，就需要用救护车转运。而在紧急情况下，例如出现光移动就会危及患者生命这样危急的病情时，医生会陪同病患，借助救护车或急救直升机来转运。重症患者的搬运极为复杂，因此被称为"搬运医疗"。这是因为，将患者从一个地方运送到另一个地方时，需要各种特殊的护理。国立成育医疗中心是日本最大的儿童医院，接收来自全国各地的重症儿童患者。即使在大医院云集、医疗资源丰富的东京，也经常有其他医院无法治疗的重症患者被转诊至成育。我们一般会派医疗团队前去接诊，但在极个别情况下，患者的病情过于严重，以至于无法被搬运。

　　为什么患者病情过于严重就无法搬运呢？这是因为重症患者通常只能勉强维持氧气供应，在搬运过程中，哪怕只是短暂地中断氧气供应，患者也可能会丧命。如果使用直升机搬运，飞行的颠簸可能会让重症患者身上连接的各种管子脱落。儿童患者适配的软管通常比较细小，重新插入身体并非易事。一根管子的脱落或移动都有可能直接导致患者死亡。此外，在搬运过程中，周围环境往往比医院里嘈杂许多，临床医生难以听到重症患者发出的重要声音（如呼吸声或心音），患者的异常情况可能无法被及时察觉，这对他们来说是致命的。

在逐渐了解了麻醉与重症监护之间的关系以及搬运医疗的困难后，2005年我偶然读到了一篇论文，它彻底改变了我之后的人生。

马达加斯加岛上的狐猴

非洲大陆的东南方向有一座面积约为日本的1.6倍的岛屿，它就是马达加斯加岛。由于完全隔离于非洲大陆，它成了特有物种的宝库。一篇论文（Dausmann等，2004）指出，虽然该岛位于热带，有明显的雨季和旱季，但在这种温暖的环境下，人们竟然发现了会冬眠的狐猴（肥尾鼠狐猴，见图1-2）。论文中的一张图表显示了狐猴的体温。狐猴是哺乳动物，一般和人类一样维持着36～37℃的体温。令人惊讶的是，论文指出，这种狐猴的体温居然曾连续5天以上维持在20℃左右（见图1-3）。

对人类来说，即使只有几小时的体温低于30℃，也会有生命危险。因此人们很难相信狐猴的体温能连续好几天维持在20℃左右。与此同时，我开始思考，虽然狐猴是一种体形很小的猴子，但如果和人类一样

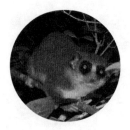

图 1-2　肥尾鼠狐猴
© Frank Vassen.

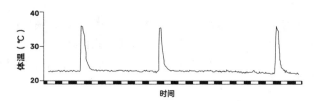

图 1-3　肥尾鼠狐猴的冬眠
横轴的白色部分表示白天，黑色部分表示夜晚。基于 Dausmann 等人的研究（2004）

日 π

的灵长类动物都能冬眠，人类是否也有可能冬眠？如果人类能进入冬眠状态，体温将显著下降，从而减缓新陈代谢，这意味着目前的医疗手段无法救治的患者或许能获得更多的生存机会。例如，如果能在患者濒临死亡前诱导其进入冬眠状态，就能为正式的治疗争取到可观的时间。

当然，这对前文提到的搬运医疗也有好处。在搬运病患的过程中，医护人员不再需要考虑那么多问题，安全性将会大幅提升。更妙的是，这与当前的医疗方法并不冲突。当今的医学手段，包括全身麻醉在内，都旨在维持氧气供应和人体循环，以及满足末梢组织的能量需求，但几乎没有人考虑过降低其能量需求的可能性。冬眠能将人体组织改造成一种不需要氧气的状态，这意味着只需将其与现有的强化供应方法简单结合，就可以实现前所未有的效果。

让人类进入冬眠状态的技术还未实现，那我自己来研发不就行了吗？我自然而然地产生了这种想法，当天便开始考虑读研究生的事。我当时还在重症监护室和手术室工作，就利用工作之余的时间备考，并在第二年成功考入了研究生院。回想起来，那时的我不知为何，竟然觉得人工冬眠是一件非常容易实现的事情。

神户理化学研究所

2006年4月，我进入京都大学研究生院学习，加入了由上田泰己教授领导的神户理化学研究所的系统生物学研究团队。我一开始就向上田教授表达了研究冬眠的兴趣，但他建议我先在他的实验室做与睡眠相关的研究，因为冬眠这种现象每年只发生一次，对于研究生来说是很难处理的实验课题。上田教授是高中时比我高一届的学长，虽然他只比我大一岁，但已经成为实验室负责人（Principal Investigator），在研究方面已经有了一定的建树。我接受了他的建议，决定投身睡眠研究。

从那时起，我花了整整十年的时间专注于睡眠研究。神户理化学研究所成立于2002年，当时被称为发育与再生科学综合研究中心，主要研究领域是生物发育（从卵子和精子受精到身体形成的过程）。虽然当时iPS细胞（诱导性多能干细胞）还未被发现，但再生医学研究已经非常活跃。在这个聚集了发育与再生研究人员的研究所里，上田教授创立了一个系统生物学的研究室，其中不仅有生物学家，还有工程师、化学家等其他领域的专业人士。因为我加入的第一个研究室就是上田研究室，所以当时并不觉得奇怪。但我后来才意识到，同一个研究室里聚集了这么多来自不同领域的专业人才，这其实是一个非常宝贵的研究环境。我的研究生涯就是在这种独特的环境中开始的。尽管距离我真正开始研究冬眠还有一段时间，但现在回想起来，我深感所有这些经历都是非常宝贵的。

夏天却冬眠

正如"冬眠"一词的字面意思，我们通常认为动物在冬天冬眠。冬季天气寒冷，因此"冬眠"应该也发生在寒冷的时期。然而，也有像肥尾鼠狐猴这样生活在热带地区，也就是在没有寒冬的地方进入冬眠的动物。从日本这种温带气候的角度来看，就像是明明在"夏"天却要"冬"眠一样。

为什么明明是夏天，动物却会冬眠？冬眠的一个主要特征是基础代谢的降低，体温的降低则是继发性的结果。不管是冬天还是夏天，当动物需要降低基础代谢时，它们都有可能进入冬眠状态。

那么，动物究竟在什么情况下需要降低基础代谢？目前最为广泛接受的观点是，当动物无法获得足够的食物来满足其能量需求时，它们就会进入冬眠。例如，马达加斯加岛的狐猴在旱季，当主要食物（果实）耗尽时就会进入冬眠。不过这并不是说它们只要感到饥饿就会随时冬眠。实际上，我们并不清楚动物饥饿时是如何判断应该何时进入冬眠的。等到食物真的短缺时，可能就为时已晚了，所以它们似乎会通过某种方式来预测冬季的来临和食物减少的情况。

除了饥饿，还有什么条件可以让动物进入冬眠？或者说，是否存在与饥饿完全不同的触发条件？如果未来的研究能够明确冬眠的必要条件，我们或许就有希望进一步了解冬眠机制的真相。

从睡眠研究到休眠研究

昼夜节律与睡眠

我加入了上田研究室，开始专注睡眠研究。睡眠研究可以说是生物学中最热门的领域之一。从人们尚未发现不睡眠的哺乳动物这一事实可以看出，睡眠对生物来说不可或缺。但生物究竟为什么需要睡眠，这至今仍是个未知数。上田研究室主要致力于昼夜节律，也就是生物钟的研究。

人类即使不看时钟，也会大致以24小时为周期生活。其核心是大脑中负责控制昼夜节律的视交叉上核。不仅人类如此，从动物到植物，许多生物都拥有昼夜节律。植物也有昼夜节律，这说明即使没有大脑，昼夜节律也依然存在。而关于24小时周期的内在机制，从2017年诺贝尔生理学或医学奖得主的研究内容可以看出，它已经形成了一个重要的研究领域。

时差反应常被当作生物内在的昼夜节律的证据。时差反应是由于身体的生物钟不易偏离原本的规律而产生的，可以说是实际时间和体内时间的差异。此外，时差反应最常见的症状是睡眠障碍，也就是晚上睡不着，或者白天感到困倦。显然，昼夜节律和睡眠之间存在着某种联系。我在上田研究室将睡眠视作昼夜节律的一种输出机制，并以此作为接下来的研究课题。

睡眠之谜

睡眠究竟是什么？这个问题至今仍没有明确的答案。不过可以确定的是，生物中存在着一种叫作睡眠稳态的现象。也就是说，在一段时间内，睡眠和清醒的时间会保持一定的比例。比如熬夜会导致人们第二天犯困，而长时间的午睡会让人夜晚难以入眠，这些都间接证明了睡眠稳态的存在。那么，睡眠稳态究竟是如何维持的呢？

要研究某种未知的生命现象，就需要运用定量和干扰这两个重要因素。定量是指对感兴趣的生命现象做精确的评估。而干扰则是指在生物学上，通过人工手段干预对象的状态，以引发变化。精确的干扰对高质量的研究来说不可或缺。对某种干扰引起的变化做反复的定量评估，可以揭示生命现象的重要机制。对于睡眠研究来说，提供"唤醒"的干扰并不困难，因为只需触摸就能唤醒动物。然而，定量评估却并不容易。在实际开始实验后，我深深体会到了在不影响睡眠的情况下评估睡眠的挑战性。

睡眠实验的
困境

现代的睡眠研究可以说是伴随着脑电波的研究而开始的。1924年，德国的汉斯·伯格（见图2-1）首次记录了人类的脑电波。1937年，美国的阿尔弗雷德·李·鲁米斯等人报告了睡眠中脑电波会发生变化的现象。1953年，美国的尤金·阿塞林斯基等人发现了脑电波与清醒时几乎一样的快速眼动睡眠。

与当时的发现相比，目前人们对于睡眠的理解并没有太大变化。科学界现在仍然根据脑电波模式、眼部肌肉等的肌电图，将睡眠分为非快速眼动睡眠和快速眼动睡眠（见表2-1）。也就是说，在现在的科学界，人们是根据脑电波来区分睡眠状态的。因此，为了记录睡眠情况，我们需要记录脑电波。对人体做实验时，需要在人头部安装多个电极，观察电极之间的微弱电势差，以区分非快速眼动睡眠和快速眼动睡眠。

而如果要研究动物的睡眠情况，就需要用某种方法来判断动物是睡是醒。由于睡眠的定义基于脑电波，因此为了判断动物是否处在睡眠状态，自然也需要采集它们的脑电波。采集人类的脑电波并不难，只要经过培训，即使不是专业人员也能记录。但如果要根据脑电波判断睡眠情况，专业知识则不可或缺。

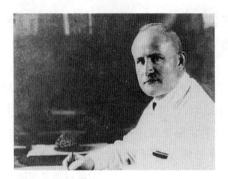

图 2-1 汉斯·伯格
（Hans Berger，1873—1941）

快速眼动睡眠	身体在休息，大脑的某部分却接近清醒状态时的睡眠。其特征是身体的主要肌肉处于无法动弹的状态，只有眼球能运动。REM 是 "Rapid Eye Movement"（快速眼动）的缩写。一般认为做梦时多处于快速眼动睡眠阶段。
非快速眼动睡眠	与清醒状态不同，大脑皮质整体呈现出协调的模式（firing pattern），脑电波呈现出约 4 赫兹的慢波。非快速眼动睡眠分为 4 个阶段，从第 1 阶段（N1）到第 4 阶段（N4），其中 N4 为最深度的睡眠阶段。与快速眼动睡眠不同，眼球在此阶段不会出现快速的运动。
两者的关系	在平均 6 ~ 8 小时的睡眠之中，由非快速眼动睡眠开始，然后非快速眼动睡眠与快速眼动睡眠交替，每组大约持续 100 分钟，在整个睡眠周期中重复 4 ~ 5 次。

表 2-1　快速眼动睡眠与非快速眼动睡眠

那么，动物的具体情况如何呢？对于实验中使用的小鼠，我们也可以通过脑电波来判断其睡眠状态，但由于实验对象与人类不同，因此会面临一系列问题，比如记录脑电波所需的电极的尺寸和数量。人类的头部是一个直径约为 20 厘米的球体，而小鼠的头部直径只有大约 1 厘米，或者更小。通常情况下，记录人类脑电波的标准方法是在头上安装大约 20 个电极，但这在小鼠的小脑袋上很难实现，因此在实际操作中，一般只需要用到 2 个电极。此外，由于小鼠的大脑很小，产生的电势差也相对较小，因此很难检测到这些微弱的信号。

不仅如此，在检测脑电波的过程中，没有哪只小鼠会乖乖听话，一动不动。另外，与人类不同，小鼠的睡眠模式特点是在一段时间内反复入睡和醒来，因此要利用脑电波进行睡眠研究，就需要在移动的小鼠头部安装电极，持续记录它们的脑电波。这就需要将电极牢牢地嵌入小鼠的头盖骨中，以确保它们不会在小鼠四处行动时脱落。但所有这些操作都可能对小鼠的睡眠产生影响！简而言之，要在不干扰小鼠睡眠的情况下完成睡眠评估是非常困难的。在小鼠的头部被这些电极刺穿的状态下，我们怎么可能评估到它们的正常睡眠状态呢？

为了解决这些问题，科学家们绞尽脑汁，尝试了多种方法。例如，为了观察某种药物是否会影响小鼠的睡眠，他们分别准备了服用药物和未服用药物的小鼠，并采集它们的脑电波。前者是药物组，后者是对照组，对这两组作比较。在保持想要验证的因素以外的条件尽可能相同的情况下，评价其对睡眠的影响。乍一看，这好像解决了问题，但其实在测量脑电波时，这种做法便已经无法得到真正的"自然"睡眠状态了。

打个比方，为了验证某种安眠药对人体是否有效，我们可以在人的头部安装多个电极，然后整夜观察其脑电波。将受试者分成两组，一组服用药物，另一组不服用药物。如果两组的结果没有差异，我们是否能得出这种安眠药无法增加睡眠时间的结论？结论是，药物可能是无效的，至少在"头部安装电极以记录脑电波"的情况下是这样。也就是说，我们只能得出在实验条件范围内的结论。

让我们再次回到记录小鼠脑电波的问题。在它们的头部安装电极并记录睡眠时，明明只要装上电极就可能会改变其睡眠时间，这样真的能实现真正自然的睡眠研究吗？我也得考虑通过电极获取脑电波对睡眠的影响。我深深感到，我们需要一种能在不被小鼠察觉的情况下测定其睡眠的方法。

在小鼠不察觉的情况下
监测睡眠

如何在不被动物察觉的情况下确认它们是否在睡觉呢？首先可以通过外观来初步判断。以人类为例，通常从外观就可以大致判断人是否处于睡眠状态。闭着眼睛，躺着，呼吸缓慢，综合以上因素就可以判断这个人是否睡着了。当然，人类会装睡，所以观察者也有可能被外观欺骗。不过在动物研究中，装睡的情况是不需要考虑的。

实际观察小鼠的视频时，如果它们完全处于睡眠状态，要得出"小鼠正在睡觉"的判断确实很容易，但要判断它们是否处于"刚刚入睡"的状态就相对困难了。如果小鼠和人类一样，一天原则上只有一次"正在入睡"的时间，那么即使睡眠评估不准确也不会有太大影响。然而，与人类不同，小鼠并不是在一天之内集中睡几个小时，而是不断重复几分钟到几十分钟的睡眠。小鼠是夜行性动物，如果将一天分为明亮时段和昏暗时段各12小时，观察这两个时段内的睡眠时长差异，就会发现它们在明亮时段的睡眠时间较多，但昏暗时段的睡眠也并不为零。也就是说，小鼠"刚刚入睡"的状态会在一天内多次出现，因此有必要对睡眠做准确的测定。于是我们不得不放弃通过持续录制小鼠的视频来测定其睡眠的方案。

现在距离那时已经过去了许多年，机器学习领域正飞速发展，这股浪潮也席卷了视频分析领域，让我们能从视频中提取人眼和人脑无法分辨的信息。今后，睡眠测定很可能会逐渐转向视频分析。

下一个研究重点是观察由大脑直接控制的器官。一个典型的例子是，从出生到死亡，循环（心脏）和呼吸（肺）系统从未停止过运转。呼吸的主要作用是从外部空气中吸入氧气，将体内产生的二氧化碳呼出。然后心脏将氧气输送到全身，以制造血液循环，再从全身回收二氧化碳。氧气的摄取量和二氧化碳的排出量都与身体所需的能量成比例增减，这就是为什么人们运动时的心跳和呼吸频率比身体静止不动时要高。此外，循环和呼吸的模式也会随生物体状态的变化而改变。例如，很多人可能都有过这样的体验：当自己喜欢的人突然出现在面前时，心跳和呼吸都会加快。那么，在睡着的时候，你的心跳和呼吸会发生什么变化呢？

大约在2010年，一份针对人体的研究表明，人类睡眠时的心跳和呼吸模式会发生变化。具体来说，在非快速眼动睡眠期间，心跳和呼吸会变得更加缓慢，并呈现出极其规律的周期性心跳和呼吸模式；相反，人在清醒时，无论身体多么舒适地躺着，心跳和呼吸频率都比非快速眼动睡眠时高，并呈现出不规则的波形。已经有人尝试根据这种变化来监测人的睡眠状况，甚至有人通过在床上安装呼吸传感器，将这一系统商品化。

如果将这种方法直接应用于小鼠，是否就可以在不碰触小鼠的情况下测定它们的睡眠？但是这种方法也会面临与脑电波一样的问题：如果不接触小鼠，就很难准确记录它们的心电图和呼吸波形。特别是心电图，就算要给人类拍心电图，也需要与人体接触才能实现。不过在呼吸波形方面，对于小鼠这样体形较小的动物，研究者可以将其放置在比它们身体稍微大一点儿的容器中，通过连续记录容器内外的压力差来推测小鼠呼吸引起的胸廓运动。

但问题又来了：将小鼠放在这种容器里，它们是否能够正常入睡？恐怕不能。我们的目标是，在小鼠察觉不到自己正在被观察的情况下，监测它们的睡眠，而将它们放入容器中显然违背了这一初衷。因此，我们需要找到一种方法，既可以将小鼠放置在足够宽敞并且尺寸也适合做准确呼吸记录的容器中，又不会影响它们的自然睡眠状态。

在不接触小鼠的情况下
判断呼吸模式

在日本从事基础睡眠研究的科研人员，应该都受到过三上隆先生的启发与帮助。他是一位非常重要的人物，虽然科研论文中没有明确提及他的名字，但日本许多睡眠基础研究的背后都有三上先生的贡献。三上先生是日本著名的医疗器械制造商日本光电的顶尖工程师，专注开发人类脑电波仪器。但在阪神大地震后，他从原公司独立出来，从此开始致力于为生物研究人员开发研究设备。

在三上先生研发的设备中，使用最广泛的当数小动物用的脑电波仪了。我们的第一次接触是在我引进他设计的脑电波仪时。初次见面，他谦虚地说："我只是一个卖放大器的。"这给我留下了深刻的印象。事实上，他以出色的技术制造了一种装置，能最大限度地抑制噪声，将脑电波这样微弱的电势差放大，并对其做长时间的连续记录。为了将放大后的模拟信号导入计算机，数字化处理也不可或缺，因此三上先生也曾亲自参与制作将模拟信号转换为数字信号的设备。此外，要将数字信号导入计算机，还需要编写软件程序。这一切都是他独自完成的，他的确是一位超级工程师。

我向他提出，希望能通过监测小鼠的呼吸波形来评估它们的睡眠情况，他欣然表示愿意帮助。通常情况下，使用传统的呼吸传感器需要将小鼠放置在一个小容器内，但为了用更大的容器监测呼吸波形，他帮我设计了一种更灵敏的压力传感器。然而，这种方法虽然确实可以监测小鼠在大容器内的呼吸波形，但仪器对于压力变化以外的其他信号的反应也十分灵敏，因此无法用于有效的分析。

于是我开始探索如何排除呼吸波形以外的压力变

化，但进展一直不尽如人意。我和三上先生经过长达数月的反复实验，经历了无数次试错，终于连续取得了两项重大突破。这些突破都是和三上先生一起，在实验室讨论、实验和观察时产生的，可以毫不夸张地说，如果没有他，我们根本无法取得这些进展。

第一项突破是将压力传感器安装在一个密闭空间内。通常情况下，压力传感器用于测量空间中两个点之间的压力差异。在我们的实验中，它最初的设计目的是检测小鼠所在空间与外部空气之间的压力差。然而，当我们对比外部环境与容器内部时，即使容器内的压力保持不变（只要不将小鼠放入容器即可轻松实现），传感器也会因为外部环境中的空气流动等原因而产生反应。

这个问题的根本原因是外部环境的压力变化大过了容器内小鼠呼吸带来的压力变化，因此产生误估。虽然容器外部并没有强风刮过，但人类感觉不到的空气轻微流动一直存在。我们之前试图提高压力传感器的灵敏度，本意是为了监测小鼠微弱的呼吸波形，但结果却是传感器检测出了外部环境微小的压力变化。

因此，我们决定在小鼠的居住空间外也接入一个密封容器，并在其中央安置了压力传感器。如此一来，噪声竟然消失了！直到这时我才发现这个问题其实非常简单：通常情况下，为了提高监测的灵敏度，我们倾向于与外部环境保持连接，然而，通过反其道而行之，刻意隔绝外界，我们反而观测到了更有效的信号，这确实令人惊讶。

我们本以为这样就可以记录小鼠的呼吸波形了，但由于波形较弱，有时还是看不清小鼠的呼吸。为了测出更为清晰的呼吸波形，必须再想想办法。

第二项突破是来自电路基础知识的"放大器式思维"。在注意到外部环境采用密封容器时噪声波形会显著减少后，我们还意识到，随着所连接容器的大小变化，波形有时会消失，有时则不会。噪声小是好事，但准确地说，与实际观察到的信号相比噪声很小才是关键。换句话说，即使噪声再小，如果我们想要观察的信号也很小，那就没有意义，反之亦然。也就是说，即使噪声稍微大了点，只要我们要观察的信号（指小鼠的呼吸波形）更大，那就没有问题。

在电路中，通过巧妙组合电阻和电容器，可以制造出只放大特定周期电信号的电路（带通滤波器）。很快，我们意识到，连接到外部环境的容器大小的变化，就等同于电路中电容器容量的变化。通过实际研究，我们惊喜地发现，特定周期的压力变化更容易传递。

实际上，监测呼吸波形的电路本身对作为周期性信号的呼吸波形，表现出了频率特异性的响应。因此，我们在电脑中做了模拟实验，找到了小鼠呼吸频率传递的最佳电容，并将其安装在设备上，结果成功地清晰记录到了小鼠的呼吸波形（见图2-2、图2-3）。

最终，我们成功制作了一台设备，有了它，我们便可以在普通大小的容器中饲养小鼠，并持续记录其呼吸波形（见图2-4）。小鼠在容器中生活得非常舒适，完全没有发现我们的观察和记录。我们成功地连续记录了最长两周的小鼠呼吸波形，剩下的挑战就是根据呼吸波形测定睡眠情况。

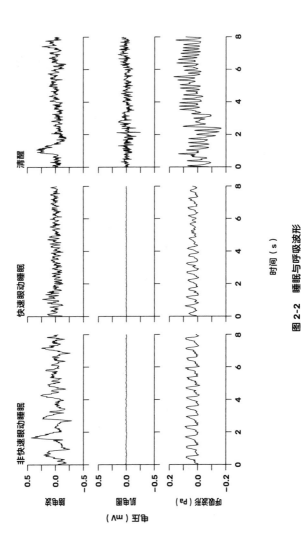

图 2-2　睡眠与呼吸波形

Chapter 2　从睡眠研究到休眠研究

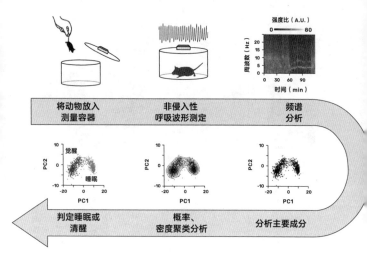

图 2-3　通过呼吸测定睡眠

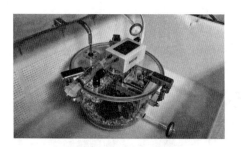

图 2-4　我们开发出的呼吸波形记录设备

通过呼吸波形
判断睡眠状态

如前所述，通过人的呼吸波形来判断睡眠状态的研究早已存在。也就是说，在人类身上，可以确定睡眠时间的哪些部分是非快速眼动期睡眠（NREM），哪些部分是快速眼动期睡眠（REM），判断的关键在于两者的呼吸模式不同。此外，人类的快速眼动睡眠大约占总睡眠时间的20%，并且每种睡眠状态都会持续几十分钟到两小时左右，这也有助于判断。

然而，小鼠的快速眼动睡眠只占总睡眠时间的5%。而且，两种睡眠状态之间的交替是以分钟为单位发生的。此外，与人类不同，小鼠还需要判断清醒状态。因为小鼠的睡眠时间从几分钟到几十分钟不等，所以即使它看似静止不动，也有可能是醒着的。研究表明，小鼠在睡眠和清醒状态时的呼吸模式略有不同，但我几乎找不到关于它们非快速眼动睡眠和快速眼动睡眠之间区别的报告。

因此，首先我们考虑在没有先验知识的情况下为记录的呼吸波形分类，看能否将其分为三种状态。实际上，当我们把几天的呼吸波形导入计算机，做频率分析并用图案表示出来后，我们就能清楚地区分睡眠和清醒状态。通常来说，如果肉眼可以分辨这些数据，那么机器也可以做到，因此判断小鼠的睡眠和清醒状态并不困难。随着数据不断积累，我们花了半年左右的时间开发出了一种能根据呼吸波形自动判断睡眠和清醒状态的算法，并将其命名为SSS（Snappy Sleep Stager）。

我们终于不用直接接触小鼠，就能自动判断其睡眠和清醒状态了。不过SSS并不完美，因为它不能很好地区分睡眠状态中的非快速眼动睡眠和快速眼动睡眠。在那之后，虽然我也曾尝试改良分析算法，但在上田研究室学习的这段时间里，我最终还是没能从呼吸波形中识别出快速眼动睡眠的状态。

在完成了根据呼吸波形判断稳定睡眠状态的SSS算法之后，我决定首先从研究中枢神经的谷氨酸受体（NMDAR）对睡眠的影响开始。NMDAR与精神分裂症、阿尔茨海默病、抑郁症等多种精神疾病的相关性已经得到明确，而这些疾病在人身上都会表现出睡眠障碍的症状。哺乳动物有7个构成NMDAR的基因。我们培育了一批这些基因被破坏的小鼠，并使用SSS来监测它们的睡眠情况，发现Nr3a基因被破坏的小鼠每天的睡眠时间减少了约100分钟（Sunagawa等，2016）。此外，我们还通过实验证明了钙离子进入神经细胞会影响睡眠（Tatsuki等，2016）。

通过近10年的努力，我取得了令人满意的成果，我想差不多该开始着手当初的目标——冬眠研究了。

楷模

医生的使命在于减轻患者的痛苦。疾病虽然应该被治愈，但仅限于治疗可行的情况，如果认为疾病无法治疗就束手无策了，这是一种很大的误解。即使疾病本身无法治愈，但只要能尽量消除患者日常生活中的障碍，使他们生活得更加舒适，就可以称之为医疗。自从成为儿科医生，我一直在临床工作，希望能帮助那些因不幸罹患疾病而"偏离健康轨道"的孩子，让他们回到健康轨道上来。我之所以投身研究领域，也是希望能够救助那些目前无法被拯救的孩子，哪怕只有一个也好。

然而，在研究领域，对他人有用的实用性动机有时会被轻视。换句话说，科学家和研究人员的使命被认为是了解未知的事物，即根据自己的兴趣去探求真理。这种区别不是坏事，只不过反映了研究人员与临床医生的倾向不同而已。但我希望我既能保有临床医生的尊严，也能体现研究人员的理想。

幸运的是，在理化学研究所，已经存在着一位既是临床专家，又在研究领域大显身手的榜样。她就是理化学研究所的现任领导高桥政代。她既是一位临床医生，又是再生医学领域的领军人物，取得了骄人的业绩。她也是世界上首位将人类iPS细胞源组织移植到人类体内的人，并因此扬名。虽然她在再生医学领域作为研究开发者广受赞誉，但在与她近距离相处过的我看来，称她为临床专家要贴切得多。作为眼科医生，她一直在努力改善视力障碍患者的生活质量，因此她一直从事临床工作，奠定了日本再生医学的基础，并建立了日本首家专门为视力障碍患者提供服务的医院——神户眼科中心。她的一举一动都与患者息息相关。我第一次见到高桥老师是在理化学研究所内部的一个研讨会上，她主动与我搭话。从那以后，我们时不时会聊上几句。我告诉她自己想作为临床专家兼研究人员研究冬眠的想法之后，她便欣然接受了我加入她的实验室。对我来说，那一刻，我终于得到了一个可以专心从事冬眠研究的环境。从2015年4月开始，我加入视网膜再生医学研究项目，迈出了休眠临床应用研究开发的第一步。

专栏

科学家与编程

对于生物学研究人员来说，编程能力正逐渐变得不可或缺。我为睡眠研究开发的SSS算法和在睡眠研究中使用的分析程序，全部都是自己编写完成的。因为连续两周采集小鼠的脑电波和呼吸波形会产生巨大的数据量，而采用人工确认结果的方法难以应对众多实验数据。此外，除了脑电波等连续的波形数据，生物学领域中的其他大数据也层出不穷。信息科学和生物学的关系非常密切，以至于现在已经出现了一个名为生物信息学的学科领域。

实际上，我很喜欢编写程序，如果有人问我的职业是什么，我会毫不犹豫地回答："程序员。"这是因为我从小就接触到了编程。听父母说，我第一次写程序是在5岁的时候。很多人认为编写计算机程序是一件非常困难的事情，但如果你真的只是想编写一个程序的话，只需要输入英文字母和数字就可以做到。

我认为自己之所以能在上小学之前做到这一点，是因为我满足了学习编程的两个条件：一是父亲工作时使用的电脑就放在家里，我可以自由使用；二是我当时住在美国，能用英语阅读和书写。建议今后想要学习编程的读者尽量满足这两个条件。如果您手头只有智能手机，也可以买一台带键盘的电脑，旧型号的也行。可以说，没有键盘是不可能编程的。另外，编程通常使用英语，因此您也需要具备基本的英语读写能力。

Chapter 3

冰冷，
事出有因

冬眠研究的
历史

据说最早将包括哺乳动物在内的动物在冬天消失的现象称为"冬眠"（hibernation）的，是公元前300年的亚里士多德。从16世纪开始，就有关于冬眠的科学论文发表。但直到19世纪末期，通过记录冬眠中动物的呼吸运动，我们才将冬眠现象定量地描述为是新陈代谢减弱所致（Pembrey，1899）。

随后的大约半个世纪里，人类逐渐能够记录除呼吸以外的生物信息：1950年前后，人们开始记录冬眠动物的心电图、脑电波以及氧气消耗量；20世纪60年代，人们首次同时测量冬眠中动物的氧气消耗量和体温（Robertson等，1968）；接着，随着测量设备的更新换代，通过无线方式长期记录动物的体温等生物信号成为可能；20世纪后半期，为很多冬眠动物记录长达几个月的体温变化也成为可能。与此同时，还有人发现了不仅会冬眠而且代谢率更低的动物。例如，科学家发现北极地松鼠的体温能降至零下2.1℃（Barnes，1989）。此外还发现了会冬眠的灵长类动物（Dausmann等，2004）。

进入21世纪，尽管稍落后于其他领域，但全面的基因表达分析（转录组分析）终于开始了（Brauch

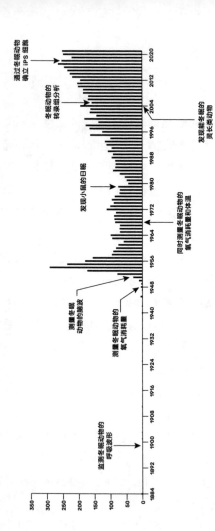

图 3-1　冬眠研究的历史

横轴为论文发表年份，纵轴为有关冬眠的论文数量

监测冬眠动物的
呼吸波形

测量冬眠
动物的腦波

测量冬眠动物的
氧气消耗量

同时测量冬眠动物的
氧气消耗量和体温

发现小鼠的日眠

发现能冬眠的
灵长类动物

冬眠动物的
转录组分析

通过冬眠动物
确立 iPS 细胞

48

图 π

等，2005），随着新一代测序仪（碱基测序设备）的普及，非模式生物中冬眠动物的转录组分析被大量报道。图3-1总结了这一系列的进展过程。

虽然随着近年来测定技术的发展，我们可以同时获得更加多样的生物信息，但在冬眠研究领域，运用科学的重要方法之一——干扰，即观察动物被人工干预后会发生怎样变化的实验却几乎没有报告。最主要的原因是，人们无法诱导冬眠动物在任意的时间内进入冬眠状态。这里所说的"任意"，是指只要条件成熟，几个小时之内就能诱导动物进入冬眠。正因为冬眠不能被任意诱导，长期以来冬眠研究一直是"观察冬眠的研究"，尽管人们提出了许多解释冬眠机制的假说，但一直无从证实。

近百年来，由于干扰实验难以展开，研究者不得不将冬眠研究的重心放在观察性研究上。从2015年开始研究冬眠的我，深感如果不能将冬眠研究转变为可干预性研究，人工冬眠的开发将会困难重重。

低体温的
哺乳动物

哺乳动物有两个主要特征。其一是母乳喂养，这也是它们名称的由来。哺乳动物的幼崽出生后，往往通过摄取母体生产的母乳中的营养长大。其二是哺乳动物能通过自己身体产生的热量来维持体温恒定。这种能体内产热的特性称为内温性，而能保持恒定体温的特性被称为恒温性。

通过保持一定的体温，哺乳动物可以在不依赖外部环境的情况下扩大其生存范围。换句话说，即使在寒冷的环境中，它们也能通过体内产生的热量来维持身体的活动。据说哺乳类动物是通过大脑中的下丘脑调节体温的。在寒冷的环境下，它们会制造更多热量，而在炎热的环境中，身体会自动做出降低体温的反应。这种不受自身意志控制的身体自主调节功能被称为自律性功能，哺乳动物的内温性和恒温性都是其典型例子，它也包括了血压、心率以及呼吸的调整功能。从广义上来说，睡眠稳态也可视为自律性功能的一部分。

哺乳动物的体温通常保持在37℃左右。在一天中，人的体温会在睡眠期间逐渐下降，在清醒时略微上升，但体内的温差会控制在1℃左右。实际上，如果体温变化超过2℃，身体就会出现不适。例如，当你感染病毒时，体温可能会升至39℃。体温达到39℃时，有多少人还能保持精力充沛？别说39℃了，就算是在37℃多一点的体温下，很多人也会感到疲倦，可见体温的变化对身体的影响很大。

人体发生感染时体温上升的原因至今仍不清楚。有一种观点认为，体温上升可以防止感染扩散，但这一点尚未有明确的证据。很多人在发烧时服用退烧药后会觉得舒适不少。尽管烧退后人们会明显感觉到病症有所减轻，但这也只是暂时的。

作为一名儿科医生，经常有家长问我："（孩子）体温升到多少度才应该吃退烧药？"我一般都会回答："请根据孩子的具体情况来决定。"也就是说，退烧的效果目前尚无科学定论，所以我无法提供确定的答案，因为每位患者的情况都不一样。特别是儿童，发热通常伴随着体温升高所导致的水分摄入不足的情况，因此为了防止脱水，退烧也是很重要的，哪怕只是采取临时措施。另一方面，即使病人发着烧，只要补充了大量水分，身体状态也不是很差的话，就没有必要强行为其退烧。因此，是否需要吃退烧药，只能根据每位发烧患者的具体情况来决定。

稍微有点跑题了，但不管怎么说，即使体温只升高一两度，人也会感到明显不适。那么，如果体温下降会发生什么呢？如果出于某种原因导致体温下降，即使只有几度，也会引发各种问题。意外性低体温症是指当人体体温降至35℃以下时，身体会打寒战以恢复体温。但如果体温降至32℃以下，寒战会停止，人体开始出现心律不齐的现象，血压无法维持，意识也变得模糊。也就是说，即使体温只下降几度，也可能危及生命。不过这种情况通常只在人类身上出现。

在寒冷中依然
持续跳动的心脏

冬眠动物的体温会下降。不同种类的动物冬眠时的体温各不相同，有记录的最低体温是北极地松鼠的零下2.9℃。乍一听令人难以置信，但北极地松鼠的体温降至0℃以下时，它们的血液并不会冻结，仍然能正常循环。这一极端纪录可能只是偶然达到的，通常情况下，北极地松鼠可以在2～10℃的体温下进入冬眠状态。这对人类来说是足以致命的体温。

正如前文所述，对于体温降至32℃左右就会心律不齐的人类来说，10℃以下简直是无法想象的温度。有一篇论文提供了北极地松鼠在冬眠状态下的心电图。令人惊讶的是，北极地松鼠在体温降至10℃以下时，除了心跳较为缓慢之外，心电图几乎与正常情况无异（Dawe and Morrison, 1955）。

所谓"正常"，在这里指的是心电图的波形呈现出应有的状态。也就是说，心脏开始跳动，心房开始收缩，心肌传递收缩信号至心室，稍作停顿后，心室开始收缩，然后心房和心室再次扩张，以容纳新的血液。心脏不断重复这一过程，形成相应相位的心电图波形。当人类的体温降至较低水平时，心电图会出现各种异常波形，而冬眠中的北极地松鼠的心电图波形却与正常情况没有差别。

为什么北极地松鼠的心电图在低温条件下也能保持正常波形呢？这个谜团至今仍未解开。人类冬眠时，体温降低后心脏的跳动是否能维持正常，这是一个具有重大研究意义的课题。

冬眠期间
体温受到控制

在冬眠期间，动物的体温会明显下降。图3-2展示了典型的冬眠动物黄金仓鼠的体温变化。当仓鼠的体重达到一定数值并在数月内持续处于低温环境中时，它们的体温就会下降。

动物在冬眠状态下的体温下降被称为"休眠"

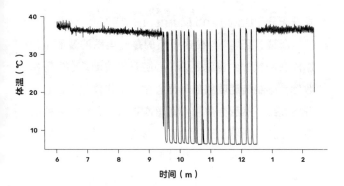

图 3-2　黄金仓鼠一年中的体温变化
山口良文教授（北海道大学）提供

（torpor）。进入休眠后，它们的体温会维持在比室温稍高的水平，但并非一直下降。观察图表可见，仓鼠每隔几天就会恢复到37℃左右的正常体温。这种短暂的体温恢复现象被称为"中途觉醒"，是小型冬眠动物普遍存在的现象。有些动物在中途觉醒期间会进食，有些则完全静止不动，只有体温升高。不管怎样，它们会在一天内再次进入休眠状态，经过数天的体温下降休眠后再次中途觉醒。它们重复这种休眠和中途觉醒的循环，直到春天到来。

　　动物在冬眠时中途觉醒的目的是什么？在环境温度只有几度的情况下，将体温升至37℃需要消耗大量能量。对于在冬眠期间不进食的动物来说，由于它们仅有有限的能量储备，在春天到来之前多次提高体温将会造成巨大的负担。从能量效率的角度来看，这并不明智。

　　换个角度来看，即使消耗宝贵的能量也要让体温恢复到37℃左右，这说不定是生存的必要条件。了解中途觉醒的意义，或许能为我们提供一些关于休眠期间到底发生了什么，或者没有发生什么的线索。许多研究人员积极探索中途觉醒之谜，或许正是出于这个原因。

代谢先于
体温下降

与哺乳动物正常状态相比，冬眠中的动物表现出体温明显下降的现象，这是无可争议的事实。通常情况下，化学反应的速度会随着温度降低而减缓。也就是说，因为冬眠动物的体温下降，它们的新陈代谢似乎也因此变慢了。

如前文所述，冬眠中的动物会在几个月内反复经历体温较低的休眠和体温正常的中途觉醒。体温下降到接近室外温度的程度，可能会给人一种休眠期的代谢低于正常体温时的印象。然而，通过仔细观察和研究进入休眠状态的冬眠动物，这一观点被推翻了（见图3-3）。不是体温降低导致了代谢降低，而是代谢降低导致了体温的下降。

虽然爬行动物和两栖动物也会冬眠，但它们体温和代谢之间的关系与哺乳动物有很大不同。由于它们本身就没有从体内产生热量的能力，所以即使不冬眠，其体温下降也会导致代谢降低。换句话说，如果体温下降，它们就有可能进入类似冬眠的状态。与哺乳动物不同，它们不是因为代谢下降而导致体温下降，相反，是因为体温下降而导致代谢被动下降。然而，由于这两种动物在冬眠期间长时间处于不活动状态，

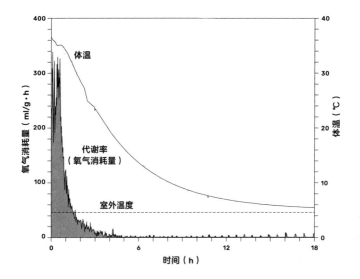

图 3-3　代谢比体温先下降的图表
基于 Heldmaier 等人的研究（2004）

体温也不会上升，因此人们认为它们具有与冬眠相关的独特功能，但目前尚不清楚这与哺乳动物的冬眠相比有何不同。

在低温下细胞也不会受到损害的机制，与将代谢降至正常水平以下并抑制各种生物功能的原理可能存在共性。对于哺乳动物来说，维持体温本身就需要消耗大量能量，因此在冬眠期间，随着新陈代谢的降低，包括维持体温在内的某些生物功能会停止是很自然的现象。

适合休眠研究的
动物

2015年4月正式启动休眠研究项目时，我们讨论了应该选择哪种动物来做休眠研究。项目的初衷是探索人类冬眠的可能性，因此我们最初的想法是选择自然界中冬眠时间最长、程度最深的动物，也就是冬眠动物作为研究对象。

然而，当我们仔细考虑冬眠动物时，才发现它们似乎并不适合用于人工冬眠的研究和开发。代表性的冬眠动物有熊、松鼠、仓鼠、蝙蝠等。当时我们没有考虑到，在冬眠研究领域，针鼹和天竺鼠也是很有名的动物，但出于以下原因，它们都不太适合作为冬眠研究的首选。所有这些冬眠动物都有三个共同的问题。

第一个问题是难以获得。一些冬眠动物原本不生活在日本，而其他一些即使能够获得，也很难饲养。相比之下，像仓鼠这样的动物比较容易获得。的确，作为宠物饲养的黄金仓鼠也是可以买到的。但在科研中，最好使用具有相似遗传学背景的动物，也就是尽可能用基因组相似的动物，因为这样更容易解释研究结果。也就是说，我们很难在上面提到的冬眠动物中找到适合研究的个体。

第二个问题是基因改造非常困难。现代生物学研究离不开对动物的基因改造。随着遗传学领域技术的发展，人们现在能够微调动物的基因，以研究基因变化如何影响动物的表现型[1]。因此，难以完成基因改造的动物不太适合现代的实验计划。虽然不能改变基因，但还是可以做观察性研究，或者做注射药物等干预性研究。然而，为了明确与遗传基因的因果关系，能够改变遗传基因被认为是最低限度的要求。最近，科学界虽然已经实现了对仓鼠的基因敲除（在其体细胞中破坏某种特定基因），但不删除而是修改特定的

1　又称表型，指具有特定基因型的个体，在一定环境条件下所表现出来的性状特征的总和。——译者注

遗传基因仍然是一项困难的任务。

第三个问题实际上是冬眠研究的根本问题。也就是说，冬眠动物无法在我们希望的时间开始冬眠。正如前文所述，冬眠是一年中只发生一次的现象。随着冬天临近，动物开始储备食物，有意变得更加肥胖以在体内储存更多的能量。一旦冬天来临，它们进入冬眠状态，就会靠这些储备的能量来撑过好几个月。如果我们想在实验室中让这些冬眠动物进入冬眠状态，就必须花费几个月的时间来做准备，使它们的身体适应冬眠，产生冬眠的欲望。然而，就算已经准备就绪，也没办法立马就让它们进入冬眠状态。这就意味着我们不得不使用那些无法确定何时会冬眠的动物来做研究。

考虑了能解决这三个问题的动物后，唯一满足需求的动物只剩小白鼠（小鼠）了。小鼠是最广泛用于研究的哺乳动物之一，迄今为止，世界上的许多科学研究成果都源于对小鼠的研究。例如，世界上最早的iPS细胞就是通过小鼠制备的。小鼠的基因序列已经全部被解读出来了，它还是基因工程技术中最先进的动物物种。也就是说，小鼠是最容易完成基因改造的动物之一。小鼠易于获取，并且有超过100种遗传学背景统一的近交系小鼠可供使用。它的易得性和基因可修改性都无可挑剔。

那么，小鼠能冬眠吗？截至2015年，答案是否定的。如前所述，冬眠的动物会反复经历体温降低的"休眠"和体温恢复的"中途觉醒"。在一个季度内，10次左右的休眠和中途觉醒过程就是冬眠。然而，在一天之中短时间休眠的动物也存在。这种几个小时的休眠被称为"日眠"（见图3-4）。

实际上，小鼠是在一天之中休眠的代表性动物。日眠与冬眠相比，时间较短，代谢降低幅度较小。有些动物在食物短缺时会进入休眠状态，也有些日眠动物在每天晚上的固定时间休眠。有像黄金仓鼠那样，既日眠又冬眠的混合型动物，也有进入冬眠前，像日眠一样一天休眠几个小时的动物。因此，冬眠和日眠可能存在某种共通的机制。

2015年我开始研究休眠时，已经有研究报告表明，通过限制小鼠的食物摄入，可以诱导它们日眠。然而，在查阅以往的文献时，我发现诱导小鼠日眠的条件多种多样，并不统一。不同的饮食限制时间、环境温度和光照条件，这些论文采取的条件各不相同。因此，我决定引入小鼠作为动物模型，并致力于建立一种能够稳定诱导小鼠日眠的方法来开展研究。

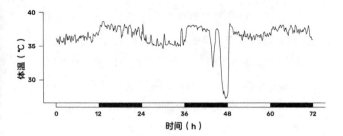

图 3-4　日眠时的小鼠体温变化
横轴的白色部分表示白天，黑色部分表示夜晚

用小鼠做休眠研究
所需的环境

科学可以有定性的假说，但验证假说却离不开定量的论证。在生物学中，这意味着如何准确地对动物和细胞的物理指标做定量分析。

在动物休眠研究中，不可或缺的评估指标是什么呢？根据我们对休眠现象的理解不同，答案也会有所不同。我关心的是，休眠中的动物是如何降低新陈代谢的，以及为什么它们在代谢降低的情况下不会死亡或受到损害，最终目标是将低代谢的耐受性应用于人类。因此，我们需要观察和评估个体代谢的指标。此外，观察哺乳动物为了维持稳定体温而消耗大量能量的过程也至关重要。因此，我们决定引入各种测量设备。

以动物为例，通过观察个体消耗了多少氧气，就能准确测量出个体消耗的能量。由于动物全身的细胞都在消耗氧气，氧化营养物质，从中提取能量并用于各种生命活动，因此观察个体消耗的氧气量就可以了解整体使用了多少能量，即代谢量。

那么，如何观察个体的耗氧量呢？哺乳动物通过肺吸入氧气，然后将产生的二氧化碳排出体外。我们都知道大气中含有21%左右的氧气，但人类呼出的气体中氧气浓度只有约17%。这意味着在呼吸过程中有一部分氧气被消耗掉了。通过了解这个氧气浓度和通气量（肺部气体交换的气体容量），就可以定量测量个体在每次呼吸中消耗的氧气量。然而，我们的研究对象是小鼠，它们的体形非常小，体重只有30克左右，要准确测量小鼠的通气量是非常困难的。如果不进一步控制动物，就无法完成这种测量；与第二章中提到的睡眠研究类似，束缚动物可能会影响我们想要观察的休眠现象。因此，我们引入了呼吸代谢室（见图3-5）。

在这个装置中，气体流动速率被固定在每分钟0.3升。通过测量进入装置的气体的氧气浓度和流出装置的气体的氧气浓度，就可以确定在装置中消耗的氧气量。这些消耗的氧气都是由装置中的小鼠使用的。虽然无法测量每次呼吸的耗氧量，但可以测量每5分钟的耗氧量，因此不会影响休眠研究。

接下来是测量小鼠的体温。测量体温通常有两种方法，一种是直接测量体温，另一种是通过观察热源发出的远红外线来间接测量。后者的优势在于可以在动物察觉不到的情况下来评估，但对于动物有毛发的区域，其测定值可能不太稳定，只能获得表面温度。因此，我们引入了无线体温测量装置。我们将小型体温计放置在动物的腹中，并通过无线传输将测量值传

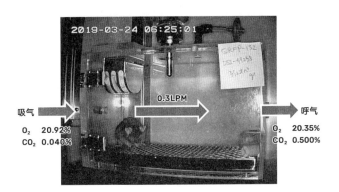

图 3-5 呼吸代谢室。LPM= 升 / 分钟

送到外部计算机。使用这种无线体温测量装置，无须使用会给小鼠造成负担的接线，在小鼠自由活动的情况下也能监测其体温。

直到2015年10月，我们才成功完善了氧气消耗量和体温的测量装置。因为站在了渴望已久的休眠实验的起跑线上，我一度忘记了时间，全身心投入到实验中，至今记忆犹新。

冬眠和日眠的
区别

哺乳动物的恒温性，类似于寒冷天气时为了让房间温暖起来而使用的空调。想象一下，如果我们有一台能将房间加热至某一温度的空调，如果不正确设定温度，房间当然就热不起来。那只要设定的温度正确，房间就能加热到想要的温度吗？事实上，如果房间太大，那么除非使用更强效的空调，否则同样无法达到期望的温度。此外，如果室外温度太低，也需要使用更强效的空调。哺乳动物中也存在着类似的情况。这意味着，要维持动物的体温，不仅需要一个目标温度，更重要的是要有足够的能量供应。

冬眠动物之所以体温显著下降，是因为它们减少了目标设定温度和产热量。这类似于将空调的设定温度调低并降低空调的功率，这些都是在彻底地节省能源。

在我开始研究小鼠的休眠后，首先关注的是小鼠在日眠时，设定的目标温度和产热功率会发生怎样的变化，为的是通过小鼠的休眠研究来抓住休眠的基本特性。

我考虑了需要做哪些实验来评估动物的恒温性，这类似于在已知房间温度、室外温度和空调功耗的情况下，估算空调设定温度和功率的问题。首先，你可能会注意到功耗随外部温度的变化而变化。因为在寒冷的外界环境下，需要消耗更多的电来取暖。相反，在室外温度较高时，取暖所需的电力较少。在小鼠的实验中，我们可以随意改变小鼠的室外温度，因此我们的实验是在不同的温度条件下饲养小鼠，然后测量它们的体温和氧气消耗量。

图3-6展示了室外温度、体温和氧气消耗量这三个要素之间的关系。体温与氧气消耗量之间呈线性关系。如果沿着这条线向下移动，会在某个时间点与X轴相交。这个X坐标表示耗氧量为零，这意味着当动物的体温达到这个温度时，它的耗氧量将降至零。虽然氧气消耗量为零，在实际情况下意味着小鼠已经死亡，但这只是图表上的一个概念。实际上，耗氧量为

67   Chapter 3 冰冷，事出有因

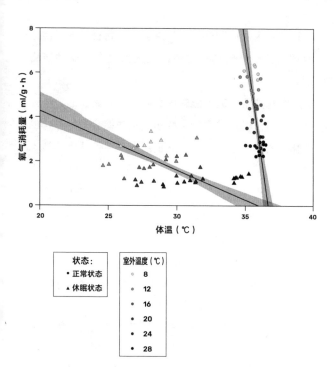

图 3-6　休眠时的体温和耗氧量
基于 Sunagawa 和 Takahashi 的研究（2016）

零也传达了一个信息，即达到这个温度时，动物将不再产生热量。也就是说，这个X坐标就是目标设定温度的预估值。

那么，如何计算发热功率呢？发热功率受外部温度和目标设定温度之间的差异以及它们之间的强度的影响。换句话说，发热功率越强，就越能迅速接近目标设定温度。请再看一下图3-6。您是否注意到，如果将非休眠状态视为正常状态，那么正常状态和休眠状态的曲线斜率明显不同？这个斜率就是发热功率，在控制工程学领域中被称为负反馈增益。这个值越大，表明体温的变化就越小，这一点非常明显。

我们由此得到了正常状态和休眠状态下的目标设定温度和发热功率。正常状态和休眠状态下的发热功率差异巨大，这在某种程度上是可以预料的。小鼠的日眠与冬眠一样，也会降低发热功率。然而，问题出在目标设定温度上。这个结果完全出乎我的意料——在某些冬眠动物中，目标设定温度可以下降到10℃左右，而小鼠的目标设定温度几乎没有下降。这说明，日眠和冬眠既有相似之处，又存在明显的差异，我将这一发现发表在了论文中（Sunagawa和Takahashi，2016）。

那么，使用小鼠的日眠来研究人工冬眠是不是最合适的选择呢？从体温下降的角度来看，小鼠具备人类所不具备的功能。但由于其目标设定温度没有降低，与冬眠动物存在明显的差异，因此是否适合用于了解冬眠以实现人工冬眠仍然是一个值得思考的问题。这个问题一直萦绕在我的脑海中。

因此，我不局限于通过小鼠绝食来研究休眠，还寻找能展现更深层次休眠状态的小鼠，并着手在组织层面而不仅仅是个体层面进行休眠研究。小鼠即使休眠也不会降低设定目标温度，那么我们能否建立一个虽然与冬眠动物存在差异，但仍然具有补充价值的实验体系？我苦苦思索着。就在这个时候，睡眠研究领域的资深前辈——筑波大学的樱井武老师在脸书上给我留言："我们已经通过基因操作改造出了一种可以休眠的小鼠。"

这是发生在2017年12月27日17点42分的事，我第一次了解到Q鼠的存在。

专栏

冬眠与昼夜节律

化学反应的速率受环境温度的影响，这是化学动力学的基本原理，它不涉及正确与错误，而是一个已知事实。通常情况下，环境温度越高，自由能越大，化学反应越容易实现。然而，生物体内有一种现象似乎与这一原理相悖，那就是昼夜节律。

昼夜是指1天即24小时，而昼夜节律是指生物体以24小时为周期的生理节律。众所周知，包括基因表达和蛋白质磷酸化等多种化学反应都呈现昼夜周期性。但有趣的是，大多数的昼夜节律都表现出一种被称为"温度补偿性"的特性。这意味着，即使环境温度发生变化，生物体的节律周期仍然保持在24小时左右，不受外界温度的干扰。无论是酷暑还是严寒，一天的长度仍然保持在24小时左右。因此，我们可以认为，这种特性的形成是为了确保生物体不会失去这一重要的周期。

然而，对于那些在冬眠中体温明显下降的动物，这种温度补偿性是否真的存在一直备受争议。由于目前我们无法自由诱导冬眠，因此还未得到明确的验证。但将来如果能自由引导冬眠动物进入冬眠状态，就有望明确冬眠期间动物的生物钟是否变慢，或者是否仍然维持24小时周期不变。

Chapter 4

如何让哺乳动物
的体温下降

下丘脑：体温调节的指挥中心

哺乳动物具有内热性和恒温性，它们能利用体内的生物加热系统（内热性）将体温维持在相对恒定的水平（恒温性）。在上一章中，我们用空调系统做了类比，介绍了目标设定温度和发热功率的概念，解释了在正常状态下，哺乳动物的目标设定温度大致为37℃，并且拥有将体温维持在目标设定温度附近的发热能力。这个思路同样可以用来解释休眠的现象。那么动物究竟是如何感知体内目标设定温度和实际体温之间的差异，并完成相应的发热调节的呢？

"目标设定温度"这个术语可能会让人误以为它指的是一个具体的数值，以便系统根据这个数值来调节。事实上，空调的控制系统的确是这样运作的。它包括一个测量室内温度的传感器和一个预设的目标设定温度值，系统会根据这两者之间的差异来加热或制冷，并不断测量和调整室内温度。但在动物体内，我们尚未发现像空调控制系统那样能记录目标温度数值的机制。相反，我们发现了一些与周围环境温度变化相关的神经元，它们会在温度升高或降低时产生反应。这些神经元的特点是，它们在温度明显升高或降低几度之后才会产生反应，不像空调的控制系统那样灵敏。

下丘脑视前区（POA）在体温调节中发挥着重要作用，这一点已经被广泛认可（见图4-1）。首先，POA中包含一些神经元，它们在环境温度升高时会变得活跃。例如，在炎热的环境中，一组共同表达PACAP（垂体腺苷酸环化酶激活多肽）和BDNF（脑源性神经营养因子）的神经元群会兴奋，从而发挥降低体温的作用。

这种神经元在炎热环境下会变得活跃，因此被认为是热感知神经元。实际上，如果我们以其他方式特异性地激活这些神经元而不提高环境温度，小鼠褐色脂肪组织的产热就会被抑制，促进热量散发，使体温下降到33℃左右（Tan等，2016）。也就是说，这些生理反应是在环境温度升高时才会被诱导出来的。因此，POA中的PACAP/BDNF神经元被认为是能测量到温度升高，并将体温恢复到目标设定温度的一组神经元群。

那么，神经是如何测量温度的呢？和体温调节一样，这也是由POA负责的，POA被认为是一个负责整合来自皮肤和内脏的温度信息的综合区域。这意味着2021年诺贝尔生理学或医学奖获得者戴维·朱利叶斯发现的热敏感受体TRPV1的同类物，也就是被称为TRPM2（瞬时受体电位M2型）的离子通道也参与了这一过程（Song等，2016）。

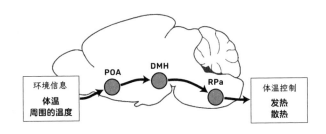

图 4-1 下丘脑与体温相关的神经核示意图

如果人为地使POA中的TRPM2阳性神经元兴奋，小鼠的体温会在几个小时内下降10℃左右。TRPM2出现在POA的多种神经元中，并且与上述PACAP神经元重叠。此外，POA的神经元中的瘦素受体、前列腺素受体、OPN5等乍一看好像与体温调节没有关系，但实际上它们也能通过兴奋性操作诱导体温下降。

POA中有很多可以通过兴奋降低体温的神经元，这表明POA是体温调节的关键区域。

从POA到控制产热的DMH（下丘脑背内侧核）和RPa（中缝苍白核），这之间的投射（神经连接）是持续的（见图4-1）。我们已经知道，这些神经核能激活褐色脂肪组织发热，或者使骨骼肌收缩以促进产热。因此，当大脑通过POA感觉到"热"时，会抑制DMH和RPa来降低体温。然而，在上述POA中通过兴奋来降低体温的神经元群当中，大多数PACAP/BDNF神经元是抑制性神经，而其他神经则多是含有谷氨酸的VGLUT2阳性神经元，它们能使下游神经网络兴奋。因此，近年来关于兴奋性神经如何抑制DMH和RPa以降低体温的研究一直备受关注。

许多研究表明，大脑下丘脑的POA是调节体温的指挥中心。不过虽然我已经识别出一些可以作为标记的分子和神经元群，却仍然不清楚哪些神经元（如

果有的话）位于体温调节系统的最上级。我之所以说
"如果有的话"，是因为设定温度的责任有可能不是由
特定的神经元承担，而是由整个系统来完成的。考虑
到这一背景，让我们把时间拉回到2017年年底。

QRFP肽

2017年年底，筑波大学的樱井教授和我联系，
他向我介绍了一项可以让小鼠进入休眠状态的新发
现。经过一番详细询问，我了解到，通过激活下丘脑
的特定神经元，可以让小鼠连续数天维持较低的体温
状态。

截至2017年，我们已经在下丘脑的POA中发现
了一些能在兴奋状态下降低体温的神经元，但尚未发
现能导致体温持续数天降低的神经元。如果能安全地
实现小鼠体温连续数天下降，这将是一项具有历史意
义的发现。我的脑海中闪过了各种猜测：这些神经元
是否与负责麻醉的神经相关，或者是否与导致小鼠绝
食休眠的中枢有关？

如果不详细调查，就无法获知答案。在一连串追
问后，樱井教授终于告诉我是哪种神经元被激活了。
这种神经元是一种含有QRFP肽（焦谷氨酰化RF酰

胺肽）的神经。这是我第一次听说QRFP肽。

QRFP肽是一种在2006年作为孤儿G蛋白偶联受体[2]的激动剂[3]被发现的新生肽（Takayasu等，2006）。这种受体当时被称为"GPR103"，现在则被称为"QRFP受体"。当QRFP与其结合时，这些受体表达的神经会产生兴奋性作用。

樱井教授是世界著名的神经生理学家，他曾发现一种名为"食欲肽"的激素。近年来，他从神经科学的角度研究动物的意愿和行为是如何相互作用的，并开创了一个新的学术领域，名为"意志动力学"。他的众多研究中有一个共同点——都涉及对脑内信号肽的研究，而QRFP也可以被视为其中的一部分。QRFP在生物体内的功能尚不清楚，这一点引起了樱井教授的兴趣。2006年以来，他一直致力于QRFP生理功能方面的研究。

含有QRFP的神经广泛分布在下丘脑。2006年以来，有多个研究小组报告称，注射QRFP到小鼠脑

---

2 G-protein coupled receptor，简称GPCR，人类基因组中最大的膜信号蛋白家族，包含800多个成员。孤儿受体是一类特殊的GPCR，因其内源性配体尚未被发现而得名，在整个GPCR家族中约有90种。寻找并鉴定其对应的内源性配体的过程称为脱孤。——译者注

3 又称作用剂、促进剂，是与受体结合并使之激活，产生生理反应的化合物。——译者注

内后，小鼠的进食量增加了。然而，2016年也有研究报告称，被删除Qrfp基因（制造QRFP的基因）的小鼠表现出了完全相反的状态。它们的进食量降低，体重减轻，变得更加温驯。

综上所述，当脑室和血管内的QRFP这种小分子含量增加时，生物会增加进食量。实际上，含有QRFP的神经广泛分布在下丘脑，但我们并不知道生物体内的哪些神经会分泌QRFP并发挥作用。因此，我下一步的目标是确定大脑哪些区域中的QRFP神经会引起特定的生理作用。这一探索就与樱井教授所说的"发现了可以休眠的小鼠"有关。

哪里的QRFP神经
在发挥作用？

对小鼠大脑的组织学观察表明，QRFP神经广泛分布在下丘脑。如前文所述，下丘脑中包含多种能维持动物体温的神经元。除了体温，下丘脑中还有包括控制食欲、性欲、睡眠和觉醒等多个方面的神经群。这些神经以微米为单位紧密聚集，拥有完全不同的功能。

为了确定QRFP带来的生理效应是由下丘脑中哪

个区域的神经负责的，研究人员通过分区域激活神经来调查。也就是说，仅激活存在于大脑特定区域的含有QRFP的神经，并观察会产生怎样的生理反应。研究人员为此采用了多种方法来锁定目标神经的范围，这就类似于在网络搜索时叠加多个搜索条件，能更容易获取所需信息。

首先是在空间上的定向，也就是只对大脑这一立体组织中的特定区域进行神经兴奋。这可以通过微注射法实现，即在大脑中注射微量药物的技术。通过使用一种名为"立体定向"（Stereotaxis）的脑部特殊设备在大脑中定位，然后注射纳升级别的药物。根据注射的不同药物类型，可以实现使相关区域的神经兴奋或抑制的效果。

但仅靠微注射就能锁定目标吗？实际上，大脑中许多区域都是这样，在几十立方微米的狭小空间内包含了不同类型的神经。即使通过微注射缩小了目标区域，这个狭窄的区域内仍然可能包含其他神经。因此，研究人员采用了遗传学筛选的方法。

在这个环节中，研究人员只关注下丘脑中含有QRFP的神经。基因可以看作蛋白质的设计蓝图，不过更准确地说，这个蓝图不仅包括设计，还包括书面计划。换句话说，基因中包含了关于何时，以及在哪些细胞中制造蛋白质的信息。因此我们可以只修改动物基因设计图的部分，保留计划部分的原始信息，这样就可以在通常表达A基因的细胞中表达B基因。就像只改变快递包裹里放的东西而不改变它的收件地址一样。

假设我们将B基因（一个可从外部操控、能使神经兴奋的开关基因）插入其中。如果将Qrfp基因替换为这个开关基因，是否能兴奋下丘脑中的QRFP神经？答案是一半正确，一半错误。请记住，基因包含了设计图和计划这两种信息。QRFP原本具有在下丘脑等部分细胞中表达的计划。因此，将Qrfp基因替换为开关基因的动物将在所有原本应该含有QRFP的细胞中，代之以开关基因的表达。也就是说，除了下丘脑之外的QRFP表达细胞也会表达开关基因。因此我们需要应用之前提到的空间定向技术。

我们用被iCre重组酶（Recombinase）覆盖过的Qrfp基因取代开关基因。iCre酶本身对细胞没有影响，但它能删除被loxP这一特殊序列所包围区域的基因。利用这一特性，我们可以在细胞中实现"只有iCre存在时才会发挥特定功能"的机制。也就是说，我们可以往iCre而非QRFP表达的动物下丘脑里导入一种基因，该基因在iCre存在的情况下就会表达开关基因。要将遗传基因引入动物的大脑中，我们可以使用腺相关病毒（AAV）。

前面提到的微注射技术在这里再次出现。在QRFP已被iCre替代的小鼠大脑中，我们利用AAV，注入一种能在iCre存在时表达开关基因的基因。这种局部基因导入法现在已经成为神经科学领域不可或缺的技术。最终，如果能使下丘脑的POA感染AAV，我们就可以在POA中选择性地激活QRFP神经。

通过这种方法，我们成功缩小了QRFP神经在大脑内产生影响的主要区域。我们由此发现，只有向前腹侧室旁核（AVPe）等靠近POA的区域注射的个体才会表现出特定的表现型。但令人遗憾的是，这个表现型完全不符合我们的预期。

QIH的发现：
激活下丘脑中的
QRFP神经来诱导冬眠

被注射了QRFP的小鼠食量增加，而全身删除QRFP的小鼠则不再进食，变得温驯。那么当它们的QRFP神经被激活时会发生什么呢？答案颠覆了许多人的预想：小鼠的食欲不会变好，不会四处活动，心率也不上升，只是一动不动地待在那里。

通过激活AVPe的QRFP神经，并表达hM3受体，我们成功抑制了小鼠的运动，导致其体温下降。令人惊讶的是，仅一次刺激（一次药物注射）就足以使小鼠在近两天内体温降至接近室温，且不再进食和饮水。随后几天内，这些小鼠在自然状态下成功恢复到正常体温。通常情况下，小鼠如果断食超过24小时，可能会面临死亡的危险，而断水的话恐怕撑不了24小时。但这些Q小鼠在断食和断水近两天的情况下，竟然毫发无损地恢复了。

我们将下丘脑中的QRFP神经命名为Q神经，当Q神经兴奋时体温下降的小鼠被称为Q小鼠，这种低体温状态被命名为QIH（Q神经诱导的低代谢状态）。

从樱井教授那里得知关于Q小鼠的惊人发现后，我最先想到的是做代谢测定。小鼠的体温确实是下降了，但我想知道这种体温下降与自然界的休眠和冬眠有何不同。于是我请求对这些小鼠做代谢测定分析。令人高兴的是，他们不仅欣然答应了我的请求，还派来了一位擅长注射病毒的专家（筑波大学的博士生高桥彻）前来协助。从2018年中期开始，我们将Q小鼠引入神户的研究室，在高桥博士的协助下进一步分析QIH。

我们首先测量的是QIH的耗氧量（见图4-2）。不只是小鼠，任何生物为了维持生命都需要消耗氧气。通过测量一段时间内的耗氧量，我们可以确定动物消耗

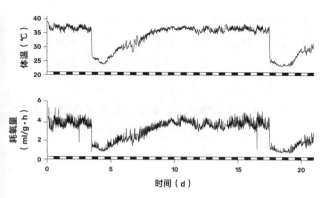

图 4-2　QIH 的体温和耗氧量
横轴的白色部分表示白天，黑色部分表示夜间

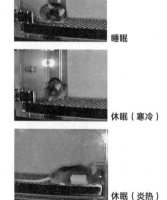

睡眠

休眠（寒冷）

休眠（炎热）

图 4-3　小鼠的姿势

了多少能量。正常情况下，小鼠的氧气消耗量为4ml/g·h。但当环境温度为20℃时，经过QIH诱导的小鼠的氧气消耗量约为1ml/g·h。这个数值下降了约75%，但目前我们尚不清楚如何将人体的基础代谢安全地降低75%。即使人们在全身麻醉的状态下做人工呼吸，耗氧量也只能减少25%左右。

关于QIH，小鼠在注射药物约1小时后就会进入低体温、低代谢的状态。如果仔细观察这个过程，就会发现小鼠的氧气消耗量降低后，体温才开始下降。如前所述，这种现象也出现在冬眠动物身上。动物冬眠时，我们首先观察到其氧气消耗量、心率和呼吸速率下降，然后体温才会下降。

随后，我们调查了QIH的目标设定温度。通过测量经过QIH诱导的小鼠在各种环境温度下的体温和耗氧量，我们可以估算目标设定温度。结果显示，设定的目标温度下降了约9℃。这表明经过QIH诱导的小鼠的目标温度不是正常情况下的37℃，而是28℃左右。

事实上，将环境温度设定为24℃时，实施QIH诱导的小鼠在完全伸展的状态下进入休眠状态（见图4-3最下）。在正常情况下，伸展的状态通常是小鼠在温度超过30℃的"炎热"环境下采取的姿势。就像我们人类一样，尽管设定的目标温度是35℃，但很多人一超过30℃就会觉得热，小鼠也有类似的感受。然而，QIH小鼠似乎在本应感到舒适的24℃的环境温度下也会感到"炎热"。这可以解释为目标设定温度低于37℃。

据推测，冬眠动物的目标设定温度会降低近30℃，与它们相比，尽管非冬眠动物目标设定温度的降低幅度较小，但对于致力于人工冬眠的研究人员来说，这是一项重大的进展，也让我对未来人工冬眠技术的开发充满了信心。我们将这种QIH状态描述为一种"类冬眠状态"（hibernation-like state），并于2020年发表了相关论文（Takahashi等，2020）。

QIH的出现使得冬眠状态下的实验变得更加方便，首次将冬眠研究转变成了一个可以反复假设和验证实验的现代研究领域。

Q 神经的
真正功能

Q神经在兴奋时会产生QIH，因此可以明确地说，它是小鼠的体温控制和代谢控制系统的一部分，并且能让Q小鼠在多天内降低体温。那么，Q神经中包含的QRFP的功能究竟是什么呢？最初，由于给小鼠注射QRFP后饭量会增加，代谢率也会提高，我们预计激活Q神经会导致小鼠的食欲增加。但实际上，出现了完全相反的表现型，这也为QIH的发现铺平了道路。那么，对QRFP注射的解释是错误的吗？

请大家回想一下Qrfp-liCre鼠是如何产生的。原本拥有Qrfp基因的部分被iCre基因覆盖，覆盖后的Qrfp基因从基因组上消失了。原本基因有两对，是分别从父亲和母亲那里遗传的，因此即使其中一方出于某种原因而缺失，通常情况下是没有问题的。我们利用这一特性，主要使用只替换了一侧Qrfp基因的iCre小鼠来做实验。也就是说，另一侧的Qrfp基因仍然存在。

那么如果在实验中使用两侧的Qrfp基因都被置换成iCre的小鼠，并让其Qrfp神经兴奋，会发生什么呢？实际上，有趣的是，对敲入[4]了Qrfp-liCre两种等位基因的小鼠做QIH诱导后，小鼠的代谢会进一步下降。敲入了Qrfp-liCre两种等位基因的小鼠中完全不存在QRFP，而这样的小鼠体内出现了QIH，这说明QRFP与QIH无关，或者至少它不是促进代谢下降、体温下降的因素。

虽然我们是在研究QRFP时发现了QIH，但QIH

4　基因敲入是一种将外源功能基因整合或替换到基因组特定位点，并在细胞内获得稳定表达的技术。——译者注

可以说与QRFP毫无关系。关于Q神经的功能以及Q神经中包含的QRFP的功能，我们仍然尚未完全研究清楚。

QIH 对冬眠研究的影响

正如第三章关于冬眠的研究历史中所述，冬眠现象自古以来备受关注，许多研究人员都分析和探讨过它。但将自然界中每年只发生一次的冬眠现象作为研究对象是一项十分困难的工作。近代科学是通过提出假说并验证这一循环来实现的，因此无法在任意的时机诱导冬眠这一点，成了影响假说–验证循环的重大障碍。

QIH打破了这个多年来的障碍。它能在任何时间将小鼠这种非冬眠动物诱导进入类似冬眠的状态。过去只能存在于假设中的，非常难以验证的冬眠与疾病、冬眠与寿命之间的关系，如今我们可以通过实验来验证了。

此外，能在小鼠身上做冬眠实验这一点的重要性也不可估量。因为小鼠是模式生物，其基因组信息等生物资源比其他哺乳动物丰富得多。小鼠不仅在信息资源方面条件优越，其技术资源也非常丰富，哺乳动物的实验技术几乎都能在小鼠身上开发。

随着QIH的出现，冬眠研究迅速进入了现代科学的领域。它能否实现人工冬眠？我们将在下一章中探讨。

专 栏

科学与偶然

人们常说，科学发现的背后总是伴随着种种偶然。QIH的发现在很大程度上也是偶然造成的。所谓偶然，是指无法预测的事情发生。我们无法预测偶然事件，但我认为这类事件发生的概率是可以被提高的。因为即便是偶然，也有着导致其发生的条件。下面我举两个关于"偶然"的例子。

例1：早上坐公交车去上班，结果在车上遇到了三十年没见的小学同学。

例2：比平时早一点出门上班，结果捡到了钱。

这两个例子中的当事人在事情发生前都没有预料到结

果，因此可以说是巧合事件。不过我想指出，虽然这两件事都是巧合事件，但它们都是巧合发生的条件得到满足的结果。

在例1中，我们虽然在每天早上通勤搭乘的公交车上碰巧遇到了小学同学，但如果我们没有认出他/她是小学同学的话，这种偶然就不会发生。也就是说，要认出容貌可能在三十年间发生很大变化的同学，需要有记忆力和智力这些要素。在例2中，我们因为比平时早一点上班而碰巧捡到了钱。的确，早点上班和捡到钱之间可能没有因果关系。但如果我们没发现地上有东西，这种偶然也不会发生。因此，具备一定的觉察能力是这个偶然事件发生的前提条件。

这两个例子看起来都是随机事件，但在事情发生之前都有一些条件使它们成为偶然事件。也就是说，要增加随机事件发生的可能性，提高识别偶然事件的能力或增加机会都是有效的。在通勤的公交车上观察面前每个人的人，和在公交车上只盯着手机而对其他事情视而不见的人相比，例1发生的概率有很大的不同。同样，早早出门上班，一边悠闲地散步一边欣赏风景的人，和匆匆忙忙赶着去上班的人相比，例2发生的概率也有很大不同。

科学也是如此。即使有些东西是我们偶然发现的，要认识到这些偶然的现象，我们也需要做好准备。相同的事情发生时，有些人会注意到，而有些人却可能会忽略。我想强调的是，科学的背后可能存在很多偶然，但这些偶然的背后，是那些能够察觉到这些偶然的科学家异于常人的感知能力，以及始终不懈的探索精神。

Chapter 5

以人工冬眠
为目标

人类冬眠
计 划

正如前文所述，冬眠动物所具有的在低代谢状态下也能生存的低代谢耐受性，以及体温低也不会损害细胞的低温耐受性，人类似乎并不具备。实际上，如果氧气不足或体温下降，人就可能丧命。为了让人类能随时冬眠，我制订了"人类冬眠计划"。这是因为我相信人工冬眠技术可以帮助很多人。由于医学的进步，人类已经战胜了无数疾病：抗生素的发明攻克了致命的细菌感染；全身麻醉的发明使肿瘤切除成为可能；器官移植技术的发展拯救了致命的心肺疾病……这样的例子不胜枚举。我认为，通过研究和开发，人类冬眠计划终将实现。

不过，人工冬眠对人类的影响并不仅限于医学。冬眠会彻底改变人类的时间观念，并给社会带来巨大变革。它将扩大所谓的可居住空间，也会成为人类从地球这颗母星出发，前往浩瀚宇宙的一大契机。最开始，我研究冬眠是因为我认为它可以为地球上的医学做贡献，而现在我全身心投入研究之中，是因为我确信，不仅是医学，它也将对人类的发展做出巨大贡献。人类冬眠计划在现阶段看来或许只是一幅可笑的蓝图，但我想说，即使是现在它也具备充分的可能性。

如果人类能冬眠，人类的未来会发生怎样的变化呢？

人工冬眠的
可行性

大家都认为人类无法冬眠，可我认为只要持续研究并推进，人类冬眠或许就能实现。依据至少有以下四点。

第一，冬眠的灵长类动物确实存在。我在第一章中详细介绍过，马达加斯加岛上的肥尾鼠狐猴会在旱季冬眠。这说明对哺乳类动物来说普遍存在的冬眠现象，在灵长类动物身上也不例外。目前已知马达加斯加岛上有四种会冬眠的狐猴。2015年，人们在越南发现灵长目松鼠科的侏儒松鼠会进入冬眠状态（Ruf 等，2015）。未来人们或许还会继续发现灵长目中能冬眠的动物。

第二，体形较大的熊也会冬眠。据悉，体重近100千克的熊一到冬天就窝在巢穴里，但因其体温并不低于松鼠和蝙蝠等小型冬眠动物，所以关于能否称之为冬眠的争论持续了很长时间。然而，科学家在2011年发现，冬眠中的黑熊会将体温维持在30℃左右，同时每公斤体重的氧气消耗量降低到了0.16～

0.1 ml/g·h（Tøien等，2011），与小型冬眠动物新陈代谢最弱时的耗氧量相近。人类的体形虽然比松鼠和蝙蝠大，但比人类体型还大的熊也会冬眠，人类不可能做不到。

第三，有人受困雪山后奇迹般地生还。虽然无法实际测定其受困过程中体温和代谢的状况，但考虑到受困者被发现时明显偏低的体温和休克状态，以及受困的天数等因素，只有用近似冬眠的低代谢状态才能解释这一现象。当然，遇难的人肯定比得救的人要多。因此，虽然不是所有人都能进入冬眠，但我不禁认为，或许有一部分人具有冬眠的"潜力"。

第四，所有现存哺乳动物都是从上一个冰期幸存下来的动物的后代。260万年前开始的新生代冰河期至今仍在持续。以10万年为周期，冰河时代反复经历冰期和间冰期，上一次冰期在大约1万年前结束，我们目前正处于间冰期。冰期的特征是整个地球都会变得寒冷干燥，与间冰期相比，哺乳动物显然需要更多能量来将体温维持在37℃。如此一来，曾生活于冰期的哺乳动物很有可能利用冬眠来维持生命。或许，原本冬眠的哺乳动物们进入了较易生存的间冰期，于是出现了不冬眠也能生存的物种，从而形成了现在这种冬眠动物和非冬眠动物混杂的世界。如果说过去的所有哺乳类动物都是冬眠的，那么在过去的这1万年中，即便这种能力发生了一些变化，只要加入某些因素，就有可能重新唤醒冬眠的能力。

发明和发现

研究人员都很喜欢新事物。找到新事物叫作发现，而创造新事物叫作发明。有时候新的发现会成为发明的契机，有时候新的发明也会促进新的发现。虽然人工冬眠还没有被发明出来，但冬眠的原理迟早会被发现。只要能搞清楚冬眠的原理，我们就离人工冬眠的发明更近了。人工冬眠也有可能因为某种契机被发明出来。如果能让本来不冬眠的人冬眠，这项发明无疑将成为理解冬眠原理的一大开端。发明与发现都是研究人员存在的意义，但二者为研究人员带来的责任却有很大的不同。

我认为，当人们"发现"了一件不为人知的事情后，无论对社会有多么不利，只要它是本来就存在的事实，发现者就不必承担责任。但"发明"是创造出从未存在过的东西，因而如果发明成果给人类或自然环境带来了损害，发明者至少要承担部分责任。

某项发明的用途违背了发明者的初衷，这是世间常事，但发明者没有想到的用法也可视为一项新发明，因此比起最初的发明者，那些创造了新用途的人应该承担更多责任。然而，如果一项发明出现了未被预料但可以想象的使用方式，原发明者也有责任对此采取适当措施，这是我个人的观点。

以发现新事物为主要目的的研究人员可以按照自己的兴趣不断探索。渴望了解未知事物是人类的一大特点，在好奇心驱动下取得的新发现往往令人振奋。另一方面，发明则需要一种完全不同的思维方式，即便对于同样的研究来说也是如此。世上没有有罪的"发现"，但可能有罪孽深重的"发明"。

人工冬眠是一项目前还不存在的技术。我的研究团队正在努力研究，探索让人类进入冬眠状态的可能。可以说，我们正在尝试"发明"人工冬眠。如果能人工诱导人类冬眠，就能拯救那些以前无法得救的患者，这便是我开始冬眠研究的初衷。客观来说，这是非常纯粹的动机。然而，我认为人工冬眠的发明对人类社会的影响，并不仅限于医疗方面的革命性进步。

作为一名想要发明人工冬眠的研究人员，尽可能全面地预测其对人类的影响并为此做好准备，这是我肩负的责任。

人工冬眠将如何
改变未来

　　人工冬眠存在的社会，会和现在有什么不同？关于冬眠在生物学上对人类的影响，我将在后文深入讨论。在我看来，冬眠可能会对人类社会的以下三个概念产生重大影响。

　　第一是时间概念。由于医疗技术的发展和卫生观念的普及，人类目前享有有史以来最长的寿命。人们提出了很多预测，有一种说法认为，如果当前的科技持续发展下去，人类的平均寿命有可能达到120岁左右。120岁已经属于高龄了，但也不是不能想象。然而，如果人们可以自由进入冬眠状态，人们对"年龄"的概念将发生根本性的变化。前提是人在冬眠期间不会衰老，或者可以抑制衰老，但其出生后经过的时间（真实年龄）和身体实际的年龄（累计年龄）将存在差异。累计年龄而非真实年龄会变得更为重要。当然，随着抗衰老技术和年轻化医疗的实现，累计年龄也有可能最终失去意义。这样一来，只有某一时刻的身体状态才有意义的时代也许即将到来。

　　无论如何，人工冬眠技术在社会上普及后，年龄的概念便会发生变化，而年龄概念的变化将导致时间概念的重塑。用1年的时间（感觉上）就能到达过去需要花费100年的时间才能到达的地方，这样说是不是更容易理解？换句话说，个体对时间的感觉将会变成过去的1/100。如果人类寿命随着医疗技术的进步慢慢延长，人们或许可以相对顺利地适应这种变化，而一旦引入人工冬眠技术，时间的概念将会被突如其来地改写。

第二个是人权概念。人权是指所有人都有权确保生命和自由，并追求个体幸福的权利。当人工冬眠成为一个选项时，"是否进入冬眠"将成为由包含在人权中的"自由"所保障的选择。但问题是，从冬眠中醒来的权利又属于谁？人们自然会认为这是冬眠者拥有的权利。但众所周知，冬眠中的动物是没有意识的。在没有意识的情况下，即使给予个人选择的自由，人们实际上也无法做出选择。在这种情况下，委托一位能最大限度地尊重冬眠前本人意愿的代理人来做决定，这种想法也是可行的。可以参考所谓未成年人的监护人，以及自己无法做出判断的老年人的成人监护人。但即便设立监护人，这种方法仍然存在问题。我认为，或许可以考虑将代理人的任务交给人工智能，这也是近年来相关研究突飞猛进的领域。

无论如何，人工冬眠的出现将彻底打破迄今为止人类默认的生与死的生命平衡。一种非生非死的新状态——"休"出现了。我们有必要确认包含"休"在内的人权定义和解释。

第三个是伦理观的巨大变化。这与人权概念的变化密切相关，如果说冬眠中的人享有某种人权，那么从伦理上来说，怎样对待冬眠者会被视为不恰当呢？如果说伦理原本是人类用于判断善恶的普遍标准，那么对于人工冬眠这一前所未有的状态，要求用普遍标准来判断是不合理的，所以有必要事先讨论这个问题。

例如，违背冬眠者的意愿强行将其唤醒是不是不道德的？冬眠者本人的意愿在冬眠前存在，但在冬眠期间无法被确认。幸好人类有想象力。即使目前人工冬眠还没有实现，我们也可以从现在开始，对人工冬眠的社会伦理问题展开讨论，作为一种思想实验。

由此可见，人工冬眠的出现将给社会带来一场重大的意识变革。在现有的法律体系和伦理观下，可能会出现许多问题。但幸运的是，我们还有时间。我们应该尽量做好准备，以迎接它的到来。

给人类降温
会带来哪些问题？

前面已经讲过人工冬眠对社会的影响，那么它对于构成社会的人类身体又会产生怎样的影响？如前所述，冬眠的本质是细胞的低代谢。对于哺乳动物的细胞来说，代谢降低，动物机体的各种功能就会下降，其中体温的下降就是最典型的例子。因此，让我们先来看看体温过低可能带来的影响。

对于哺乳类和鸟类来说，体温偏离正常的37℃左右就可能致命。在医学上，失温症是指体温低于35℃的状态。低于32℃，人就会出现明显的意识障碍和心律失常，血压无法维持，导致生命危险。人的体温下降10℃就有可能死亡。体温下降会导致死亡，这是哺乳动物的共同特征。正因如此，我才会像第一章中说的那样，在得知狐猴能在数天内维持20℃左右的体温时震惊不已。冬眠动物虽然也是哺乳动物，却对低体温有耐受性。

另一方面，低体温对于两栖动物、爬行动物和鱼类来说并不是什么大问题。与哺乳动物不同，它们是变温动物，体温波动很大。它们不具备在体内高效产热的机制，所以其体温是由外界环境决定的。因此体温变化对它们来说是一件非常自然的事，它们的身体也是由能承受温度变化的细胞构成的。

那么，为什么哺乳动物和鸟类无法抵抗低温？生理学家彼得·霍查斯卡博士在1983年发表的一篇论文中指出，有两个因素非常重要（Hochachka 和 Mommsen，1983）。

第一个原因是温度下降会导致体内代谢控制出现异常。随着体温下降，化学反应的速度会减慢，导致各种器官的代谢减缓。不同的器官具有不同的温度特性，如果整个身体都处于低温状态，个体就难以维持新陈代谢。在体温下降的情况下，为了防止整个身体受到损害，所有的器官都必须在协调的控制下对低温做出反应。

无论体温降到多低，循环和呼吸都必须至少维持在最低限度，否则生命将无法维持。例如，低体温首先会导致呼吸功能减弱。如果心脏仍在继续工作，血液循环也在继续，但由于氧气供应不足，整体的代谢也将无法维持。实际上，科学家已经发现，强制降低仓鼠体温时，其呼吸功能会先于心脏功能减弱。

然而，即使是对低体温敏感的哺乳动物也有一个例外，那就是冬眠。同样是仓鼠，如果进入了冬眠状态，呼吸和循环功能就会协调减弱。这意味着，对于低温耐受性来说，协调控制体内的各个器官是非常重要的。

此外，从动物体内葡萄糖代谢的控制也可以看出低体温带来的风险。哺乳动物的身体在经历严重低体温时，会失去血糖平衡，这是一种将血液中的葡萄糖维持在适当浓度的机制，对于将葡萄糖稳定输送到全身各个部位至关重要。一个器官不能消耗过多的葡萄糖，否则其他器官就无法获得足够的葡萄糖。

　　然而，当出现强制性的低体温时，某些器官可能需要继续使用葡萄糖，但血液中却无法提供足够的量，或者是葡萄糖进入细胞内的过程受到阻碍，导致细胞内的代谢无法有效进行。但在冬眠期间，这种由低体温导致的血糖平衡异常就不会发生。

　　另外，前文也提到过，冬眠动物的体温会随着代谢降低慢慢下降，而小型动物维持体温的主要热源来自褐色脂肪组织。换句话说，冬眠是通过控制褐色脂肪组织以降低代谢，然后让体温下降的。这也可以说是低代谢受控制的证明。

　　霍查斯卡博士指出的导致低温伤害的第二个原因是细胞离子稳态的破坏。细胞被细胞膜包裹，利用细胞膜内外离子的浓度差异来执行各种功能。而细胞膜上有能让不同类型的离子通过的孔，通过这些孔，离子可以流动到其他位置，赋予细胞各种功能。

　　在低温环境下，离子的通过性会急剧改变，因此需要大量能量来维持适当的离子浓度差异。然而，低温条件下能量的产生变得困难，因此细胞内外的离子浓度差异会发生变化，导致细胞无法发挥其功能。

目前我们尚不清楚冬眠动物是如何解决这一问题的，但霍查斯卡博士猜测它们可能与耐低氧环境的动物有着共通的机制。

低代谢耐受性

人类想要实现冬眠，最大的挑战将是身体是否能够承受低代谢。在冬眠期间，动物以耗氧量为指标的基础代谢通常会降至正常时的30%以下，这意味着与非冬眠时相比，它们可以靠更少的氧气生存，有些动物甚至只需要正常量的1%的氧气就不会死亡。换个角度来看，我们可以理解为这些动物靠着极少的氧气就能生存。也就是说，在冬眠的语境中提到"低代谢"时，基本上可以将其等同于"低氧状态"。可见冬眠中的动物是在较低的氧气水平下生存的。

为什么需要氧气？简单来说，氧气能在从食物中提取能量时进行氧化。生物通过氧化储存葡萄糖等化学能的分子，获得能量并维持各种生物功能。从食物中提取的能量储存在名为ATP（三磷酸腺苷）的小分子中。ATP被称为能量货币，在细胞内流通，是几乎所有生物功能的能量来源。

如果没有氧气，个体就无法制造这种能量货币，细胞就会缺乏能量。然而，冬眠中的动物却没有缺乏能量的迹象。要让人类享受冬眠，就必须解决这种能量缺乏的问题。因为对许多动物来说，如果没有足够的氧气，ATP就无法产生，生存所需的生命基本功能将停止运作，最终导致细胞死亡。

大家都试过屏住呼吸看自己能坚持多长时间吧。在几十秒内，我们就会感到呼吸困难，这是因为摄入人体内的氧气已经逐渐消耗殆尽，由此我们应该能切身感受到氧气对动物的重要性。那么，冬眠动物又是如何以很少的氧气生存下来的呢？

从细胞的角度出发思考耗氧量与能量之间的关系，至少有两种可能性。

一种是不用氧气也能获取能量。实际上，细胞并不一定需要氧气来提取能量。哺乳动物的细胞内还存在一种不依赖氧气就能产生能量的途径，称为糖酵解途径。然而，这种方法的效率非常低。

氧气的供应量会大大影响每个葡萄糖分子可以产生的ATP数量。在氧气充足的情况下，通过氧化磷酸传递链，每个葡萄糖分子可以产生34个ATP。而如果只使用无需氧气的糖酵解途径，则每个葡萄糖分子只能产生2个ATP。如果能从同样的葡萄糖中提取更多的能量，那是再好不过了，因此在有氧的情况下，氧化磷酸传递链毫无疑问是最优解，但在没有氧气的情况下，就只能以糖酵解途径为主了。

综上所述，冬眠期间动物耗氧量减少，它们或许是在利用不需要氧气的糖酵解途径来提取能量。然而，各种研究表明，至少自然界中的冬眠动物在冬眠期间并不会通过糖酵解途径来产生能量。也就是说，动物并不是在不使用氧气的情况下通过其他方式制造能量。实际上，它们是减少了自己的氧气消耗量，产生的能量也随之减少。

因此，第二种可能性是细胞减少了对氧气的需求，从而使其能在能量供应极低的情况下存活下来。降低必要的氧气需求量，究竟是一种怎样的状态？刚才我也举了屏住呼吸的例子，要将氧气需求量降低到原有的10%以下，就等于平时1分钟呼吸10次，现在1分钟只呼吸1次。同时，重要的是，即使1分钟呼吸1次，身体也不会感到痛苦（对身体没有伤害）。这对大多数人来说都是不可能的，可见降低身体对氧气的需求是极为困难的事情。

那么，冬眠动物是如何降低细胞的氧气需求的呢？实际上，到2022年为止，这个问题尚未找到明确的解释。但我们似乎能在非哺乳类的动物身上找到一些线索。

节能模式

现在让我们说回霍查斯卡博士提出的低温损伤的第二个原因：细胞内离子平衡的紊乱。所谓的离子平衡，也可以理解为细胞内外的离子浓度稳定性。这种性质不仅限于哺乳动物，所有生物的细胞都具有不断调节细胞内外离子浓度的功能，对于多细胞生物中的兴奋细胞（如代表性的神经和肌肉细胞）来说，细胞内外的离子浓度差尤为重要，因为这决定了它们是否能被激发。

细胞的激发过程可以比作水坝储水和放水的过程。水坝的作用是蓄水，但当水位超过一定高度时，水坝的泄洪口就会打开，蓄存的水就会向下游流动。从黑部水坝[5]这样的大型水坝放水的壮观景象令人叹为观止。而随着水坝水位的下降，水势减弱，最终在某个时刻泄洪口会关闭，水流完全停止。如果将储存在水坝中的水比作离子，那么细胞则扮演着开关闸负责人的角色。

在保持一定离子浓度差的状态下，细胞膜上的孔打开，离子就会源源不断地流入（或流出）。当离子的移动足够充分时，孔就会关闭，离子的移动也随之

5　位于日本富山县，堤高186米，是全日本最大的拱形水坝。——译者注

停止。这种细胞膜孔的开闭过程会带来大量离子的移动，这正是细胞激发的过程。但如果没有离子浓度差，无论细胞的孔开闭多少次，离子移动和细胞激发都不会发生。就像水坝里没有蓄水，不管打开多少个泄洪口，也不会有水流出一样。

水坝的水位差，即细胞内外离子的浓度差，主要是一种被称为钠钾泵（又称钠钾ATP酶：Na+/K+-ATPase）的蛋白质产生的。这个泵通过消耗ATP将钠离子推出细胞，将钾离子推入细胞。它通过不断使用能量来移动离子，在细胞内外持续制造离子浓度差。

就像这样，细胞具有水坝所没有的孔。所谓的"孔"不是比喻，而是真正存在于细胞膜上的通道。通过细胞膜，钠离子和钾离子在细胞内外之间不断移动。如果继续用水坝来比喻，就好比关闭了泄洪口，但仍然有水从水坝上的小洞渗出。这些孔通常具有特定的功能，利用细胞膜内外离子的浓度差来执行对细胞有用的操作。为了维持以离子移动为动力的生物功能，细胞需要不断消耗能量来维持这一离子浓度差。

总之，无论是释放大量离子的细胞激发过程，还是通过不断移动少量离子驱动的生物功能，都需要保持离子浓度差才能正常运行。因此，对细胞来说，钠钾泵必须一直发挥作用，这会消耗大量的ATP。特别是在细胞激发时，人体产生的大部分ATP都会被用于钠钾泵。有趣的是，对于对低氧环境具有强大耐受力的动物来说，钠钾泵的功能在低氧环境中会显著下降。换句话说，在低氧环境中，这些动物的钠钾泵不必一直运行，也仍然能保持离子浓度差！

虽然我们目前还不清楚这一机制的原理，但可以将其解释为细胞膜中的离子移动减少了。离子的移动减少，通过泵抽取的离子数量也随之减少，因此无须消耗大量ATP即可实现节能状态。当然，离子移动的减少也意味着某些以离子移动为动力源的功能可能会受到影响。

在冬眠动物身上，钠钾泵的功能下降以及细胞膜上离子透过性的变化尚未得到广泛证实。虽然机制可能不同，但总体而言，冬眠动物通过放弃一些正常功能来减少总ATP消耗是有可能的。希望未来我们能更清楚地了解冬眠动物放弃了什么功能，以及它们是如何实现这种节能状态的。

为了实现人工冬眠，人类需要做什么

为了诱导人类进入冬眠，需要达到什么条件或解决什么问题？为了回答这个问题，本章讨论了人类进入冬眠状态后可能出现的问题。从生物学的角度来看，创造一种能够承受低体温和低代谢的状态似乎是实现人工冬眠的目标。为此，我们需要深入研究实际能冬眠的动物，并推动使不冬眠的动物进入冬眠的研究。现在，让我们更详细地了解一下需要采取的步骤。大体上，我们认为可以分为两种方法。

自然界中的冬眠是动物在想要进入冬眠状态时主动切换到低代谢状态的结果。事实上，正如我们之前所讨论的那样，冬眠中的新陈代谢是受到控制的。这种受控的低代谢状态不可能在没有大脑干预的情况下实现。因此不难推测，冬眠也是在以大脑为中心的控制下实现的。然而，代谢的降低实际上是在末梢组织中发生的。也就是说，如果大脑下达了降低代谢的指令，全身的细胞就必须做出反应，切换到即使能获得的氧气比平时更少也不受影响的节能模式。如果没有末梢组织的配合，冬眠也无法实现。

这种产生于大脑和末梢组织的关联的生命功能是多种多样的。例如，心脏的跳动由大脑控制，肠道的蠕动、肾脏对水分的再吸收、骨骼肌的运动等，都受到大脑的控制。但是由全身所有的组织和器官一同参与的现象并不多。可以说，冬眠是大脑向全身发出指令，全身的细胞共同响应，协同工作才能成功的现象。

2020年，我们向全球首次展示了将不冬眠的小鼠成功诱导至接近冬眠状态的成果（见第四章）。这一发现为我们提供了突破冬眠现象的可能性，我们或许已经找到了冬眠这一全身性活动的关键线索。这种Q神经在哺乳动物中广泛存在，因此只要能激活人类大脑中的相同区域，就有可能实现人工冬眠。这是第一种方法，也就是按下大脑中的冬眠开关。

这种方法的优势在于可以通过人工手段让大脑发出开始冬眠的指令。就像实际的冬眠动物那样，我们有可能实现一种非常自然的低代谢状态。然而问题是，人类并没有像冬眠动物一样的下游神经网络，因此即使激活了Q神经，最终也可能什么都不会发生。小鼠不会冬眠，但它们会在一天内出现休眠（日眠），这与人类大不相同。此外，从实际应用的角度来看，即使可以通过激活Q神经来诱导人工冬眠，但进入大脑中某些特定区域在多大程度上是可能的，这也是一个需要考虑的问题。

考虑到这些问题，第二个可行的方法是引导末梢组织进入冬眠状态。冬眠是一种全身性现象，是末梢组织对大脑发出的指令做出反应而产生的状态。换句话说，即使没有来自大脑的指令，只要让末梢组织接收到指令本身就可以了。

从大脑向末梢组织传递指令的方法主要有两种。

一种是通过神经来控制器官和组织，另一种是通过激素等体液因子[6]，即通过血液发出遍及全身的信号来控制细胞。

由于通过神经的控制只能在神经末端发挥作用，因此实现解剖学上的各器官分别控制似乎较为容易。也就是说，这种方法有利于在不同时间控制不同器官。另一方面，使用体液因子的信号传导虽然不能向不同的器官发送不同的信号，但可以同时向全身发送信号。各个器官对信号的反应差异可以通过接收端的设计来控制，以确定是否对信号做出反应。但如果考虑到这一点，从一开始就使用神经来精密控制可能会更有优势。

无论采用哪种方法，器官和组织中的细胞都会接收到某种信号，并在信号的刺激下进入冬眠模式。通过深入研究冬眠模式的开始过程，即使没有实际的信号，我们也有可能找到将细胞切换至冬眠模式的方法。此外，还有一种可能，即在细胞内模拟切换至冬眠模式时的细胞内部状态。

总之，不论采用哪种方法，只引导细胞进入冬眠状态，而无须大脑参与，这对于实现器官代谢的独立

6　humoral factor，泛指生物体液中的活性因子。包括激素、神经递质和神经肽、细胞因子以及局部化学介质等，是生物体内最主要的化学信号。——译者注

控制以及诱导不同个体进入不同的冬眠状态都是非常有效的方法。如果要控制不同的器官，可能需要采用不同的方法来诱导冬眠。通过深入研究每个细胞会在何种刺激下切换至冬眠模式，科学家将有望开发出最佳的人工冬眠方法。

专 栏

从地球人到太空人

地球诞生至今已有46亿年，生物在时间长河中诞生并进化。虽然人类被称为地球上前所未有的智慧生物，但在现今的科学技术条件下，我们根本无法研究时间对进化的影响。

换句话说，要研究需要经历数十亿年的时间才会出现的现象，我们必须控制时间的流逝，人类目前还无法做到这一点。46亿年的岁月和一系列的偶然共同造就了各种生物。虽然我们只能接触到在这个时代存在的生物，但正是这些生物经历了46亿年的变化、改进，得以幸存下来。我们可以从它们拥有的能力中学到很多东西。当然，冬眠也是自然界创造的一种生物节能机制，通过研究自然界的冬眠，我们可以学习到人类无法控制的进化成果，这是值得庆幸的事。

我们人类也是地球经过漫长岁月创造出的生物之一。然而，被称为地球之"子"的人类，近来却给自己的地球"母亲"造成了各种负面影响，最典型的例子就是全球气候变暖。且不论仅凭人类的社会活动能否产生足以改变地球状态的影响，毫无疑问，地球的气温确实在逐年上升。人类的影响力越来越大，如果有意愿，人类完全能改变地球的气候。

此外，近年来基因改造技术的发展令人瞩目，对人类以外的哺乳动物进行受精卵基因改造，以培育携带新基因的动物，正在逐渐成为一项普遍的技术。之所以不能轻易改造人类的基因，是因为人类受到伦理道德的约束。当技术进一步发展，基因改造变得更加容易的时候，人类的利益是否仍能被伦理道德所约束？这是一个令人担忧的问题。如果将地球在长年累月中一点点修正基因的工作视为进化的过程，那么人类就将掌握瞬间实现进化的能力。

最关键的是人工智能的发展。人工智能是一种能够自主思考的无机物，通常以数字化的电信号形式存在于计算机中。生物体的智能是通过神经系统实现的，而在计算机上实现的人工智能在尺寸方面几乎没有限制（与生物相比）。超越人类智慧的人工智能总有一天会诞生。到那时，人类将会用自己的双手创造出比自己更聪明的某种东西。

青出于蓝而胜于蓝，在父母给予的资源范围内超越父母，这或许是进化的意义所在。但是，刚刚我提到的环境破坏、基因改造技术、人工智能等，无一例外都有可能导致人类与地球的关系发生重大变化。

今天的人类是地球人。我们是地球孕育的众多生物之一。然而，地球对现今的人类来说，似乎已经显得太小、太脆弱。地球人是不是应该告别地球，迈向太空了呢？宇宙是如此浩瀚无垠，我衷心希望21世纪将被传颂为"地球人成为太空人"的世纪。

结 语

我大学毕业后，刚刚进入社会时，希望能够帮助那些不幸患病的孩子，所以开始了医生的职业生涯。后来，在接受儿童急救和儿童重症监护培训的过程中，我偶然听说了一只会冬眠的狐猴，从此踏上了冬眠研究之路。

研究是为了对临床医学做出贡献，一直以来，我都怀揣着这一想法。开始研究冬眠的动机之一，也正是因为我相信，相较于作为一名临床医生，作为研究人员研究人工冬眠，从结果上看或许能够拯救更多人的生命。正因为有这种优先临床工作的想法，直到现在我也没有完全远离临床领域。我还是会在儿童急病诊所为那些突然发烧的孩子看病，虽然只是每个月几次。我以前接受过儿科领域，特别是儿童急救和儿童重症监护方面的培训，知道同行的医生相对较少，而对有儿童急救经验的医生需求很大。在日本，这类资源充足的地区并不多。我深知，作为一名儿科医生，我的工作时间直接关系到能够拯救多少孩子的生命。此外，从根本上说，我热爱临床工作。喜欢看病这话虽然听起来可能有点奇怪，但我认为聆听每个孩子和家长的需求，然后提供诊疗，是非常适合我的工作方式。因此，当踏上研究之路时，我曾思考自己的选择是否正确，并为此感到矛盾和烦恼。然而，最终的结果表明，正是因为我渴望在临床上有所贡献，我才相信人工冬眠的实现将有助于更多人，因此选择了如今的工作模式：虽然表面上是研究人员，但内心怀有临床医生的职业精神。

作为医生，我们的使命是拯救患者脱离疾病的折磨。在现在的医疗技术下，为了帮助那些还无法获得拯救的人，研究是非常必要的，但并不是所有医生都从事研究工作。那些独立执业的医生或在没有研究设施的大医院工作的医生，他们都主要专注于临床工作，没有时间和条件做研究。我在当医生的第一年也根本没有考虑过要从事研究。

然而，实际开始临床工作后，我亲身经历了一些事情，深刻认识到有些患者是以目前的医疗手段难以救助的，而唯一拯救他们的途径就是研究。在医院工作时，我身边有很多资深的医生前辈，他们是我学习的楷模。观察着他们，我可以在某种程度上预见到自己未来会变成什么样：再过几年我也能像他们一样，执行更复杂的手术，成为更受信赖的医生。从救治患者的角度来看，这是一件非常好的事，因为有了这些前辈作为榜样，我努力磨炼自己的临床技能，这样就能帮助更多的患者。

不过，无论学习多少医疗技术，我仍然会遇到一些病终究还是治不了的情况。逐渐地，我开始认为，与其继续从事临床工作，不如通过自己的研究，去帮助那些目前或许无法救治，但未来也许有望得救的孩子。因此，我踏上了研究之路。此刻——在写这本书的时候，虽然我的研究还没有直接挽救过任何人的生命，但我坚信，在未来，这项研究一定能帮助到那些目前难以救治的患者。这一目标和信念一直未曾改变，这也是我决定离开临床，将重心转向研究的原因。

然而，在实际的研究过程中，有两个重要的经历改变了我对临床工作的看法。

第一个经历可以追溯到我从事睡眠研究的时期。当我开发出第二章中介绍的，基于动物呼吸判断睡眠状态的算法和设备时，曾经无法解决的问题因一瞬间的灵感迎刃而解，研究也随之取得了进展。这次经历对我来说非常重要，是我成为研究员后第一次感受到的喜悦。

当然，虽然睡眠研究的深入可能最终对某些人有所帮助，但能判断小鼠的睡眠情况并不意味着能立即对人类社会产生直接贡献。我所感受到的喜悦，并不是出于对社会做出了贡献这样人类集体性的情感，而是一种觉得某件事很有趣的个人情感。

第二次改变发生在我开始深入研究冬眠，亲手拿起一只冬眠的花栗鼠的时候。这只花栗鼠蜷缩成一

　　　　　　　　结语

团，看上去就像在沉睡，但它在我手中极其冰冷，几乎没有呼吸，与我所理解的"死亡"别无二致。然而，几个月后，这只松鼠复活了，重新成为一只保持着37℃恒温的活生生的动物。或许用"复活"这个词并不完全准确，因为它给人的印象就像是一只一度奄奄一息的动物最终康复了一样。

对于那些每年一到冬天就会变得冰冷的松鼠来说，"复活"这个词是否合适呢？它们这种看似死而非死的冬眠状态是如何形成的呢？在与那只无限接近"死亡"的松鼠接触的瞬间，我内心感到强烈的好奇。我一直怀有想要为临床医学做出贡献的愿望，但现在，个人兴趣也成了驱动我前进的新动力。

有人问我，临床工作和研究工作哪个是我的主要职责。几年前，我的回答是："我从事研究是为了对临床工作做出贡献。"而今，我依然会这么回答，但它只表达了我感受的一半。现在，我的回答是："我的临床工作也在推动我的研究发展。"两者相辅相成，我无法割舍其中之一。社会责任感驱动我为临床工作做出贡献，而满足个人兴趣则是一种利己的推动力。这两种动力交织在一起，才塑造了今天的我。

如果你是正在为未来的生活方向感到困惑的读者，我只想告诉你一件事：请倾听自己内心的声音，跟随它。只有坚持追求自己想要做的事情，并付诸实际行动，才会感到生命的意义。这个原则在任何年龄段都是适用的。既然我们都有幸降生到这个世界，尽可能尝试做一些让自己感到有意义的事会更加开心吧？每个人内心的声音都可能有很多种，也可能会随着时间而变化。重要的是倾听自己的心声，同时理解身边的人也有自己的心声，互相支持。如果有人内心的声音是追求人工冬眠的实现，请随时联系我。我向你保证，会有一趟无限的智慧之旅等待着我们。

最后，尽管明明曾说没有截止日期的限制会让人变得懒怠，我却仍然厚脸皮地未能遵守截止日期。因此，我要深深感谢岩波书店的彦田孝辅先生，他一直耐心陪伴我坚持到了最后。值得一提的是，本书的书名是我们俩热烈讨论的结果，我一个人是想不出来的。我还要借此机会感谢我的父母，他们培养了我，使我能在任何环境下都保持快乐和自由的精神。同时，我还要感谢我的妻子，我回到家也总是继续滔滔不绝地谈论研究，她一直耐心地陪伴着我，对此我感激不尽。

人类冬眠计划才刚刚起步，我期待未来能吸引更多人参与进来。就此搁笔，我期待着通过这个计划，有朝一日能在某处与各位读者产生合作。

产品经理：杨子兮
视觉统筹：马仕睿 @typo_d
印制统筹：赵路江
美术编辑：梁全新
版权统筹：李晓苏
营销统筹：好同学